青少年常见运动损伤预防

从准备到恢复

主　　编 / 张丰刚
副 主 编 / 张龙凤　张　兴
动作示范 / 张丰刚　张龙凤　穆宇飞

北京体育大学出版社

策划编辑：赵海宁
责任编辑：李光源
责任校对：郝　彤
版式设计：久书鑫

图书在版编目（CIP）数据

青少年常见运动损伤预防：从准备到恢复 / 张丰刚主编. -- 北京：北京体育大学出版社，2021.8
ISBN 978-7-5644-3475-5

Ⅰ. ①青… Ⅱ. ①张… Ⅲ. ①青少年－运动性疾病－损伤－预防(卫生) Ⅳ. ①R873.01

中国版本图书馆 CIP 数据核字（2021）第 170386 号

青少年常见运动损伤预防：从准备到恢复　　张丰刚　主编
QINGSHAONIAN CHANGJIAN YUNDONG SUNSHANG YUFANG: CONG ZHUNBEI DAO HUIFU

出版发行：北京体育大学出版社
地　　址：北京市海淀区农大南路 1 号院 2 号楼 2 层办公 B–212
邮　　编：100084
网　　址：http://cbs.bsu.edu.cn
发 行 部：010–62989320
邮 购 部：北京体育大学出版社读者服务部 010–62989432
印　　刷：北京建宏印刷有限公司
开　　本：710mm×1000mm　1/16
成品尺寸：170mm×240mm
印　　张：9.25
字　　数：133 千字
版　　次：2021 年 8 月第 1 版
印　　次：2021 年 8 月第 1 次印刷
定　　价：98.00 元

前言

增强青少年体质，一直以来都是学校体育的重要任务。学校为青少年安排了不同形式的体育锻炼，包括常规体育课、课间操、大课间一小时活动等，有效地提高了他们的运动能力。多年来，社会、学校、家长对青少年体质健康问题越来越重视，青少年每天进行体育锻炼的平均时间有所增加，但在体育锻炼过程中出现运动损伤的概率也随之大幅度上升。学校中常见的青少年运动损伤类型有挫伤、扭伤、骨折，以及学校运动队学生中常见的慢性运动损伤等。因此，科学地进行体育锻炼和教学，系统地进行运动损伤的预防，对学校体育的正常开展具有非常重要的意义。

每一项运动都有其自身的特征，故而造成的运动损伤和对应的预防手段、康复手段也不尽相同。例如：进行篮球运动较容易出现运动损伤的部位有腕关节、肩部、腰椎、膝关节和踝关节；进行足球运动较容易出现运动损伤的部位有膝关节、踝关节，以及大腿前侧、后侧肌肉；进行乒乓球运动较容易出现运动损伤的部位较多，主要有腕关节、肩部、腰部、膝关节和踝关节。此外，进行轮滑、滑板等运动常见运动损伤主要出现在髋关节、膝关节和踝关节；舞蹈类项目常见运动损伤主要出现在腰部、髋关节、膝关节和踝关节。总的来说，这些身体部位的损伤包括肌肉拉伤、踝关节扭伤、腰部扭伤、半月板撕裂、关节囊韧带或肌腱撕裂、肌腱炎、关节软骨或骨骺损伤、骨干骨折、脱位等。

运动损伤又可以分为急性运动损伤和慢性运动损伤。大部分的急性运动损伤可以预防和避免，如骨折、摔伤、擦伤等。慢性运动损伤主要是由于日常不正确的运动模式、不良的身体姿势、运动前没有进行充分的热身和放松，以及肌肉力量失衡、关节骨骼生物力线不正确等原因导致的。慢性运动损伤往往隐藏的时间较长，康复所用的时间也较长，对青少年的身心健康带来的影响也是长期的。

本书共五章，系统阐释了青少年应如何科学健康地进行体育运动和健身锻炼，更好地预防各种运动损伤。第一章简要介绍青少年常见的各种运动损伤。第二章主要介绍了青少年运动损伤的筛查和测试方法，指导教师在日常教学中要多观察青少年的运动姿势和能力，并通过功能性动作筛查和 Y 平衡测试及时发现青少年在运动锻炼中存在的运动损伤问题及其诱因，以便对症治疗。第三、四章主要介绍青少年常见运动损伤的预防，包括青少年运动的准备活动和整理活动，以及青少年经常出现运动损伤部位（以肩部、腕关节、腰椎、膝关节和踝关节为主）的预防训练（分为活动度训练、肌肉激活与稳定性训练、功能性力量训练及针对性的恢复再生训练）。第五章提供了一些青少年常见运动损伤的康复练习方案供读者参考。

本书针对青少年常见的运动损伤给予了简单、常规、有效的预防指导，希望能够在实践教学和体育健身过程中，减少运动损伤和安全事故的发生，让青少年享受健康安全的体育健身。同时，本书也希望能给各位读者带来一些思路上的拓展，以期在科学健身方面有所收获。

张丰刚
2021 年 6 月于北京大运河

目录

第一章

青少年常见运动损伤概述

运动损伤是指在体育运动过程中发生的各种损伤。运动损伤的分类方法很多：根据运动损伤的组织结构，可以分为骨损伤、软组织损伤和内脏器官损伤等；根据运动损伤发病的缓急，又可以分为急性运动损伤和慢性运动损伤等。内脏器官损伤危险性高，需由专业医疗人员及时处理，本章不作介绍。

第一节　骨损伤

青少年常见的骨损伤主要是脱位和骨折。现今，青少年由于自身的身体特点，受饮食结构、生活习惯、骨骼生长、骨龄（偏大或偏小）等因素影响，在日常的体育锻炼中出现脱位、骨折的情况时有发生。

脱位是青少年常见的骨损伤之一。脱位一般出现在关节连接处，当人体受到外界撞击或过度改变关节力线时，同一个关节的骨骼未在一条线上，就容易造成脱位。脱位严重时，青少年还会出现疼痛、肢体畸形、难以行动等表现。

骨折是较为严重的运动损伤，是骨骼的完整性或连续性受到破坏所引起的以疼痛、肿胀、功能障碍、畸形及骨擦音等为主要表现的疾病。青少年骨折除了有与成人相同的骨折类型外，还有骨膜下骨折、骨骺损伤等特殊的骨折类型。

骨折一旦发生，对青少年身心健康的影响往往是巨大的。其愈合过程要经过急性期、修复期和重构期，恢复时间较长，需用固定器保持稳定，减少二次伤害。并且，患者在康复期需要进行肌力训练，以增强肌力、保护骨骼、促进骨骼再生。

第二节　软组织损伤

软组织损伤是指运动系统中除骨骼以外的肌肉、肌腱、韧带、筋膜、滑膜、关节囊等组织以及周围神经、血管的损伤，是运动损伤中发病率最高的类型。

软组织损伤包括切割伤、擦伤、挫伤、撕裂伤、撕脱伤、截断伤、刺伤、对冲伤等。受伤部位皮肤或黏膜破裂，创口与外界相通，有组织液渗出或血液自创口流出，称为开放性损伤，如擦伤、刺伤等。受伤部位皮肤或黏膜完整，无创口与外界相通，损伤后的出血积聚在组织内，称为闭合性损伤，如关节韧带扭伤、肌肉拉伤等。扭伤和拉伤在青少年日常运动、体育锻炼当中最为常见。

按运动损伤发病的缓急，软组织损伤可分为急性运动损伤和慢性运动损伤。

一、急性运动损伤

急性运动损伤是指瞬间遭受直接或间接暴力而造成的损伤。急性运动损伤根据损伤程度可以分为一级、二级、三级损伤。

一级损伤为组织被过度拉伸，但身体受伤部位活动范围正常。二级损伤为组织部分被撕裂，活动度受到小范围影响，还会出现肿胀。三级损伤为组织完全或近乎完全断裂，受伤部位无法活动，出现疼痛和严重病变等。急性运动损伤有时还会损伤周围神经，导致神经控制肌肉的能力下降，严重时会使神经失去知觉。神经损伤的恢复期较长，严重者可能无法痊愈。

二、慢性运动损伤

慢性运动损伤一部分是由于身体局部过度负荷，在一段时间内组织遭受多次微细损伤积累而造成的局部退行性改变，还有一部分是由于急性运动损伤处理不当转化为慢性运动损伤。慢性运动损伤的恢复周期较长。

青少年一旦发生运动损伤，如何康复，何时能够重返体育场，需要结合运动损伤后的周期变化和伤者的自我恢复能力来判定。

第三节　急性运动损伤的处理

青少年在体育锻炼过程中，一旦发生肌肉痉挛、关节扭伤、出血、骨折等急性运动损伤，体育教师和医护人员须采取必要的措施进行紧急处理和救治。

一、"RICE"原则

"RICE"原则，又叫运动伤害第一现场处理原则，字面上分别由四个单词的首字母组成。

R 即 rest（休息），受伤后，受伤部位需要限制活动，注意休息。

I 即 ice（冷疗），在受伤部位冷敷或喷冷镇喷雾，使血管收缩，起到止血作用，同时也能降低受伤部位的新陈代谢，减少受伤部位的二次伤害。

C 即 compression（压迫），将受伤部位用纱布或绷带进行加压包扎，减轻受伤部位出血及淤血现象，防止渗出体液流向组织内部。

E 即 elevation（抬高），将患肢抬至比心脏高的位置，促进血液回流，减少患处淤血和肿胀。

若伤者出现晕厥或心脏骤停的情况，则不适用此原则。

青少年运动时常遇到肌肉拉伤或踝关节扭伤的情况，按照"RICE"原则正确的处理步骤是：第一步，先让伤者停止活动，注意休息；第二步，取冷疗用的冰块冷敷或用冷镇喷雾喷在患处；第三步，将患处用弹力绷带或医用胶布进行加压包扎（如患处是足踝部等不规则的皮肤表面，可增加一个 U 形橡胶垫，以防留有空隙导致包扎不严）；第四步，将固定好的患肢抬高（可在足跟处放一个板凳，使足踝和大腿高于心脏位置），静止休息 12 ~ 24 小时。需要注意的是，冷敷应是间歇性的，不宜长时间冷敷，可 20 ~ 30 分钟后去除，以防止再次损伤肌肉或关节。加压包扎 24 小时后可解开弹力绷带或医用胶布，重新判定损伤情况，再做进一步处理。

二、肌肉痉挛的处理

肌肉痉挛俗称“抽筋”，是青少年中常见的一种急性运动损伤。肌肉痉挛一般是青少年在运动过程中，由于气温过低、人体缺失大量水分和盐分，以及过度疲劳和精神过度紧张等原因导致的（图 1–1）。肌肉痉挛的发生一般较为突然，且持续时间短暂，轻微的肌肉痉挛可不用进行任何干预自行缓解。如肌肉痉挛缓解后肌肉和筋膜内仍有一些不适感，可以通过恢复手段进行干预。对于严重的肌肉痉挛，有一定运动经历者，可对痉挛的肌肉进行牵拉，使其处于被动拉伸状态，以此缓解症状；而体质较弱的青少年，则可通过手法按摩进行放松。

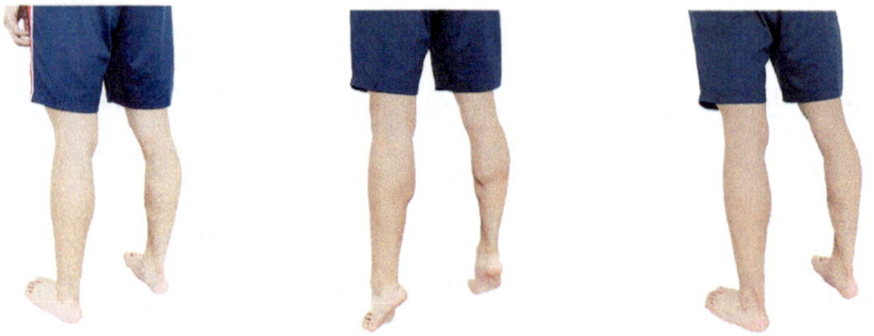

休息状态　　收缩状态　　因肌肉痉挛而无法放松

图 1–1　不同状态下小腿肌肉的表现形式

三、出血的处理

青少年在体育锻炼中，由于碰撞、剧烈运动等原因，在受伤时经常伴随出现一些开放性伤口。这种损伤会破坏人体表皮细胞和纤维组织，导致血液渗出。出血发生后，救助者千万不要紧张，首先要观察伤者出血的位置和出血量，若无骨骼和内脏器官损伤，则只进行清洁、止血、包扎即可。止血方式包括指压法、压迫包扎法、填塞法和止血带法等。校园中常用压迫包扎法：用生理盐水或碘伏对创伤面进行清洁处理后，用无菌纱布包扎住伤口，切记不宜过紧。若伤者出现大面积开放性伤口出血时，可先固定止血，然后尽快将其送往医院进行处理。

四、骨折的处理

骨折现场急救的目的是用最为简单和有效的方法抢救生命、保护伤肢，以利于伤者下一步的转送和处理。骨折发生后，现场急救的原则是确定伤者状态、保护伤肢、妥善固定和迅速转运。

第一步，确定伤者状态。若伤者处于休克状态，应减少移动，及时拨打急救电话，由专业医务人员进行抗休克处理。

第二步，保护伤肢。如伤肢有伤口和出血，应根据具体情况采用适当的止血法止血，包扎伤口，以减少被再次污染的机会。

第三步，妥善固定。若发生骨折，应尽量减少骨折处的活动，使用夹板或木板对骨折处进行临时固定。

第四步，迅速转运。骨折处固定后，应尽快将伤者转移到医院进行进一步的治疗和处理。

第四节　慢性运动损伤的预防

慢性运动损伤是一种长期、缓慢的损伤，其诱因与日常运动习惯和身体运动姿势息息相关，一旦发生，需要用科学系统的方法来进行康复治疗。预防慢性运动损伤的方法以体能训练为主，通过纠正不良的运动姿势、建立正确的动作模式、纠正肌肉力量失衡问题等环节来实现。重视小肌群锻炼、加强活动度和柔韧度训练、运动前做好充分的准备活动等，也可有效预防慢性运动损伤。

一、纠正不良的运动姿势，建立正确的动作模式

体育教师和相关工作者要对青少年进行直观评估，了解其身体的功能状态，纠正不良的运动姿势，建立正确的动作模式。例如，深蹲是日常运动中最常见、最实用的动作之一，但大部分青少年的深蹲动作并不标准，尤其是女生，易出现膝内扣等现象。错误力线动作模式下膝关节位置（膝内扣）如图 1–2 所示。

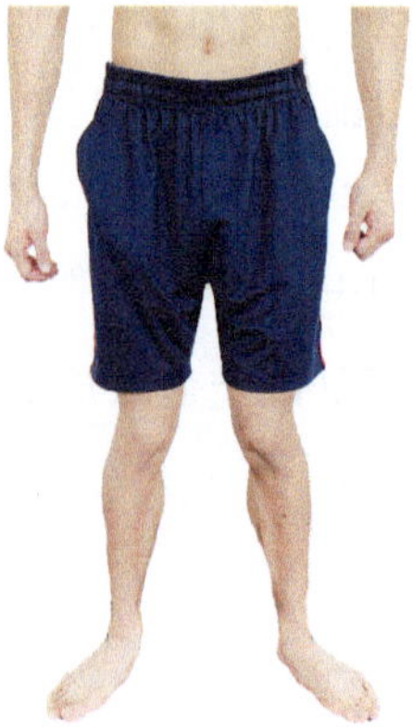

图 1–2　错误力线动作模式下膝关节位置（膝内扣）

出现膝内扣现象后，青少年在进行力量训练或跳跃类练习时，膝关节屈膝缓冲会出现错误的力学特征。若在该错误力线动作模式下进行负重训练，膝关节的软组织和髌骨会反复摩擦，造成膝关节滑囊或软组织损伤，出现疼痛。

从上例可以看出，建立正确的动作模式是预防慢性运动损伤的重要环节之一。

二、纠正肌肉力量失衡问题

许多青少年在运动时出现错误力线动作模式并不是刻意做出的，而是由于肌肉力量失衡导致的。例如，膝内扣现象的出现，是由于髋关节的稳定肌群臀中肌无力，造成膝关节骨骼力线改变。

因此，在日常的力量训练和练习过程中，青少年既要重视大肌群的力量训练，也要重视小肌群和深层稳定肌群的力量训练；既要进行前侧链肌群的拉伸放松，也要注重后侧链肌群的拉伸放松，有意识地减少两侧肌肉张力的差距。把握好肌肉力量训练和柔韧度训练的平衡，是保持正常关节力线的重要因素之一。

三、关注运动前的准备活动和运动后的恢复再生

运动前的准备活动和运动后的恢复再生，是减少青少年运动损伤的重要环节之一。

运动前的准备活动分为被动热身（用桑拿浴、热水沐浴、泡澡或热敷等非运动方式增加体温）和主动热身两种方式，现实教学中以主动热身为主。热身可降低肌肉黏滞性，增加代谢反应速度，提高机体温度、心率、心输出量和神经传导速度，并促进神经激活等。运动前充分做好准备活动，可减少因热身不足造成的肌肉拉伤或肌肉痉挛等现象的发生。

运动后的恢复再生包括主动拉伸放松和被动拉伸放松。在这本书里，我们以主动拉伸放松为主，通过自主拉伸和泡沫轴松解等方法，使运动后紊乱的肌纤维和筋膜得到充分的恢复再生，为进行下一次运动做准备。

第二章

青少年运动损伤的筛查和测试

第一节　功能性动作筛查（FMS）

功能性动作筛查（functional movement screen，FMS）是由20世纪90年代美国矫形外科专家格雷·库克（Gray Cook）等人设计的一个基于基本动作模式来预测运动风险的筛查系统。此筛查系统通过对7个基本动作的测试来评定被测者的灵活性、稳定性、动作代偿及动作对称性等功能状况。7个动作分别是：深蹲、跨栏步、直线弓箭步、肩关节活动性、直腿主动上抬、躯干稳定俯卧撑、旋转稳定性。每个动作得3分表示能按标准完成动作；得2分表示能有代偿地完成动作；得1分表示不能完成动作；得0分表示动作完成过程中伴随疼痛。

FMS能识别使青少年处于较高受伤风险可能的危险信号或补偿性动作。基于对美国职业橄榄球大联盟（National Football League，NFL）中的一支球队持续一年的观察，研究结果发现，如果FMS筛查的分数≤14分，则受伤风险将从15%（筛查前）增加到50%以上（筛查后）。通过FMS，我们可以为青少年的基础动作模式质量快速排序，逐一分离出青少年动作中最薄弱的环节，排定优先纠正动作，帮助其制订个性化的训练计划，提高其动作效率和潜在运动能力。

一、测试目的、测试器材和注意事项

测试目的：筛查被测者是否存在潜在受伤风险。

测试器材：FMS 筛查仪。

注意事项：测试前，一定要让被测者做好充分准备。测试时，不得提醒被测者动作要领。被测者需要在最真实状态下完成每个动作的筛查。

二、测试方法

被测者使用 FMS 筛查仪分别完成深蹲、跨栏步、直线弓箭步、肩关节活动性、直腿主动上抬、躯干稳定俯卧撑、旋转稳定性 7 个动作的测试，通过每个动作的完成表现和测试数值评定分值。

（一）测试动作

1. 深蹲

目的：深蹲用于测试髋关节、膝关节、踝关节的活动度和两侧是否对称；双手握木杆举过头顶用于测试肩关节和脊柱的两侧是否对称。

说明：被测者双足间距与肩同宽，足尖向前站立，双手握木杆于头顶，然后双臂伸直上举木杆，慢慢下蹲至深蹲位，抬头挺胸，木杆保持在头顶上方。被测者有 3 次测试机会。如果不能完成动作，在被测者双足跟下垫一块高 5 厘米、宽 15 厘米的木板，再完成以上动作。深蹲动作评分标准及动作形态见表 2–1。

表 2-1 深蹲动作评分标准及动作形态

形态图	分值	标准
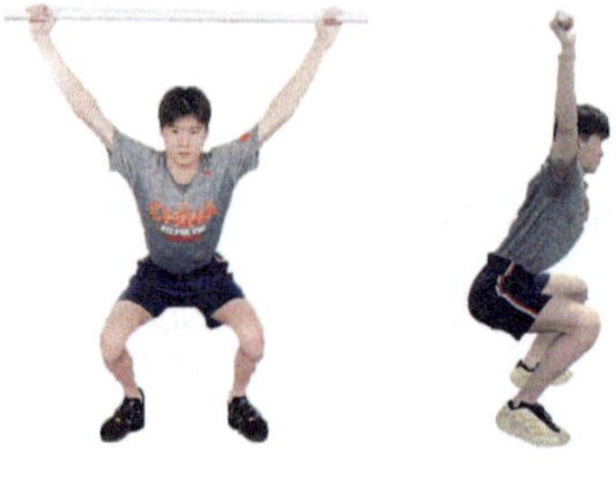 正面 侧面	3	符合下列全部要求： （1）躯干连线与胫骨连线平行或呈逆时针旋转 （2）股骨连线在膝关节水平面以下 （3）膝盖指向正前方 （4）木杆与地面的垂直线不超过足尖
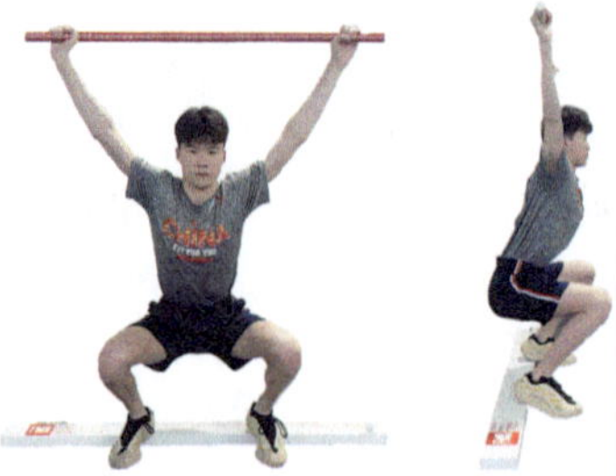 正面 侧面	2	矫正：双足跟下垫高 5 厘米、宽 15 厘米的木板 符合下列全部要求： （1）躯干连线与胫骨连线平行或呈逆时针旋转 （2）股骨连线在膝关节水平面以下 （3）膝盖指向正前方 （4）木杆与地面的垂直线不超过足尖
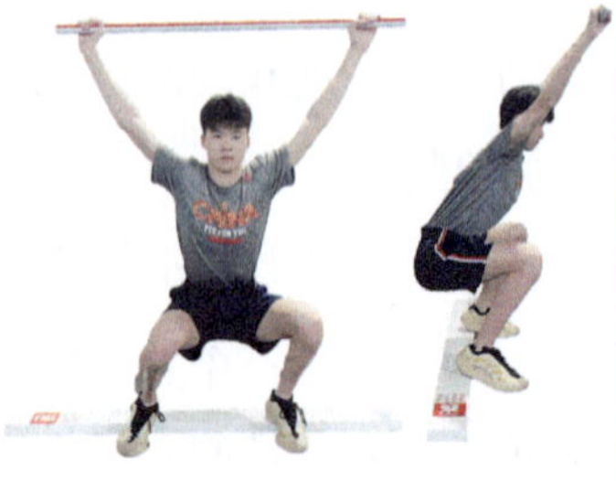 正面 侧面	1	矫正：双足跟下垫高 5 厘米、宽 15 厘米的木板 符合下列任一要求： （1）躯干连线与胫骨连线呈顺时针旋转 （2）股骨连线在膝关节水平面以上 （3）膝盖不指向正前方 （4）木杆与地面的垂直线超过足尖
—	0	测试过程中身体出现疼痛

2. 跨栏步

目的：跨栏步用于测试髋关节、膝关节和踝关节两侧的活动度和稳定性。

说明：被测者双足并拢，足尖抵于栏架下方；调整栏架与胫骨结节同高，双手握木杆于颈后肩上保持水平。被测者缓慢抬起一腿跨过栏架，并以足跟触地，同时支撑腿保持直立，重心放在支撑腿上并保持稳定；然后缓慢抬腿恢复到起始姿势。异侧腿重复以上动作。被测者每侧有 3 次测试机会。记录最低得分。跨栏步评分标准及动作形态见表 2-2。

表 2-2 跨栏步评分标准及动作形态

形态图	分值	标准
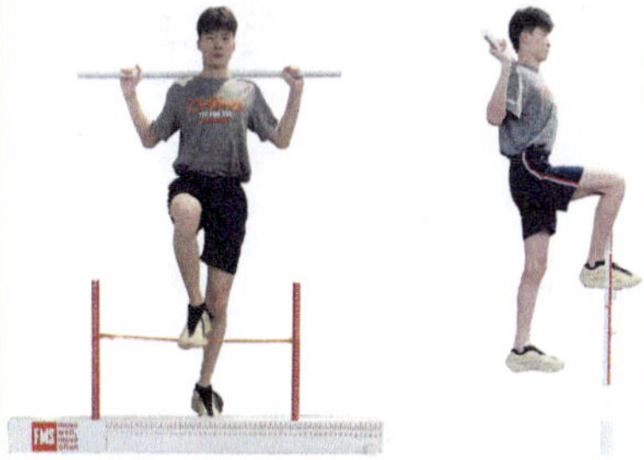 正面 侧面	3	符合下列全部要求： （1）支撑腿的踝、膝、髋与同侧肩在同一矢状面上 （2）躯干无明显晃动 （3）木杆与栏架平行
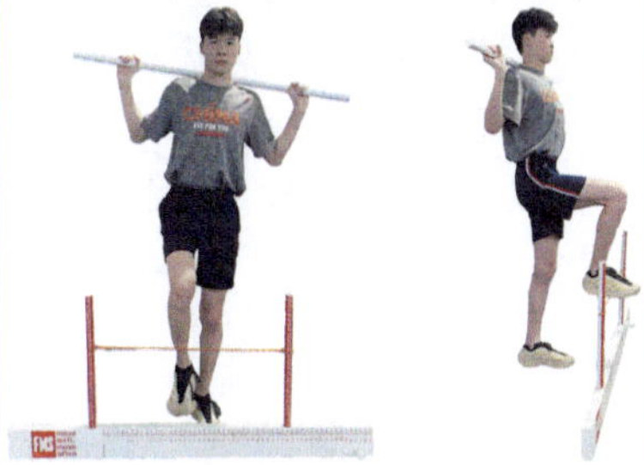 正面 侧面	2	符合下列任一要求： （1）支撑腿的踝、膝、髋与同侧肩不在同一矢状面上 （2）躯干有明显晃动 （3）木杆与栏架不平行
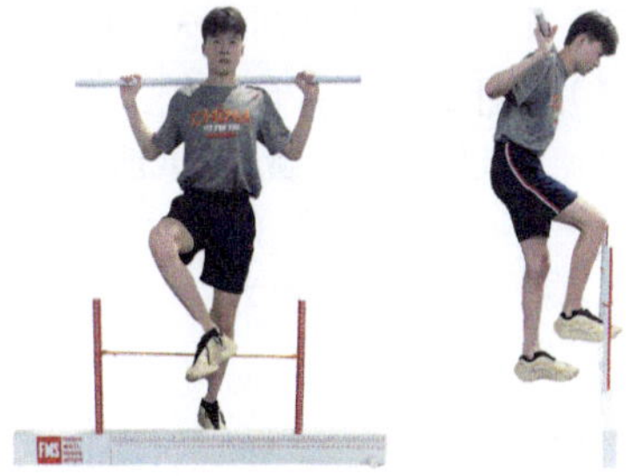 正面 侧面	1	符合下列任一要求： （1）身体失去平衡 （2）足碰到栏架
—	0	测试过程中身体出现疼痛

3. 直线弓箭步

目的：直线弓箭步用于测试踝关节和膝关节两侧的活动度和稳定性。

说明：首先测量被测者胫骨的长度。被测者以右足踩在测试板的近端，在身体后方以右手在头后、左手在身后下方握住一根长木杆，保持木杆紧贴头后、脊柱和骶骨；从右足尖向前量取与胫骨相同的长度并标记，然后左足向前迈出一步以足跟着落处为标记，随后下蹲至后膝在前足足跟后触板。始终保持双足在向前的直线上。双侧上下肢前后交换，再次完成测试。被测者每侧有 3 次测试机会。记录最低分。直线弓箭步评分标准及动作形态见表 2–3。

表 2–3　直线弓箭步评分标准及动作形态

形态图	分值	标准
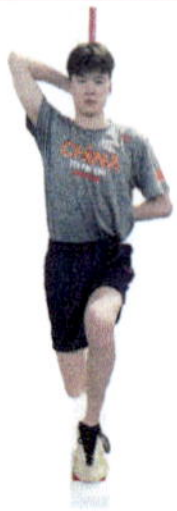 正面 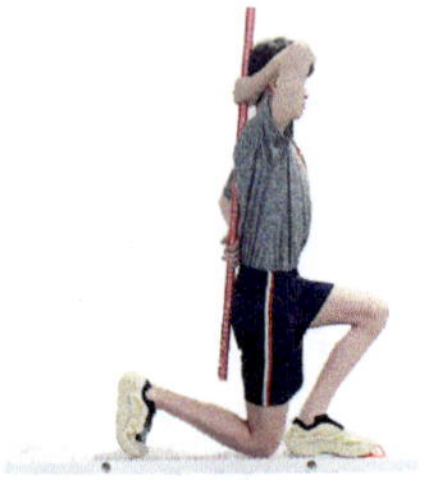 侧面	3	符合下列全部要求： （1）躯干无明显晃动 （2）木杆和足在同一矢状面内 （3）木杆一直贴紧脊柱 （4）后腿膝盖跪在板上且触及前足足跟
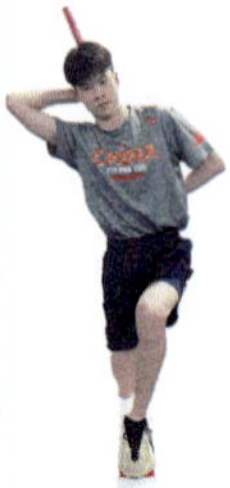 正面 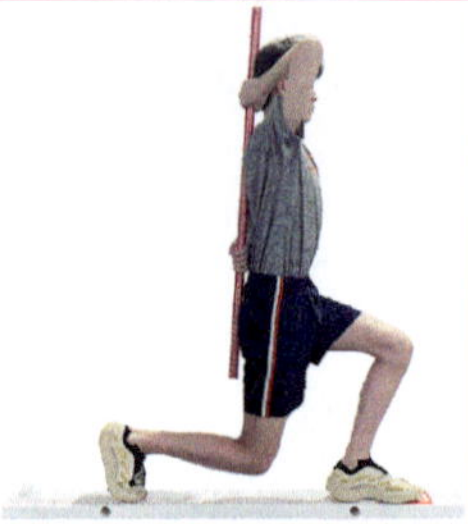 侧面	2	符合下列任一要求： （1）躯干有明显晃动 （2）木杆和足不在同一矢状面内 （3）木杆没有贴紧脊柱 （4）后腿膝盖不能触及板或前足足跟
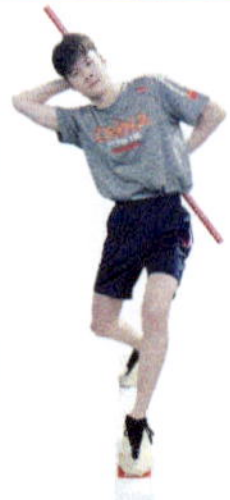 正面 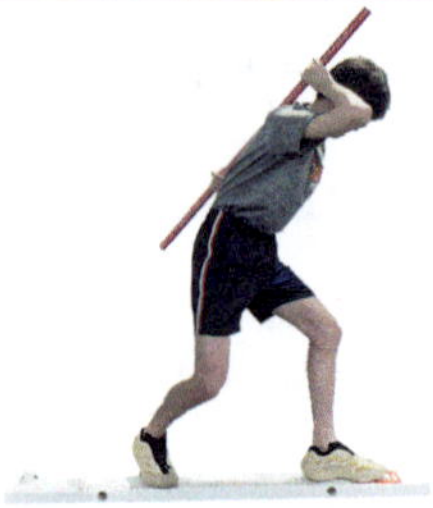 侧面	1	身体失去平衡
—	0	测试过程中身体出现疼痛

4. 肩关节活动性

目的：肩关节活动性是为了测试肩关节内旋和外旋的活动度，综合测试评价肩关节内旋、后伸及内收能力。

说明：测量被测者手长 X，计算出 1.5X、2X 的数值。被测者站立位，双手握拳。右手从肩上绕过、左手在背部相向靠拢。测量被测者两拳之间的距离 Y。动作完成后左右手动作互换。测量距离为一次动作的距离，不要在测试中通过多次移动来缩短间距。由于肩关节结构较为复杂，仅通过肩部灵活性动作无法对其进行全面筛查，所以该动作附带了一个清除性测试。

清除性测试：被测者屈肘经身前将手放在异侧肩上，然后尽量向上抬肘至最大幅度，如任意一侧出现疼痛则记为 0 分。

肩关节活动性评分标准及动作形态见表 2–4。

表 2–4　肩关节活动性评分标准及动作形态

形态图	分值	标准
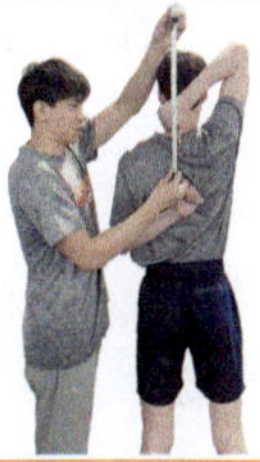	3	符合下列全部要求： （1）两拳之间距离 $Y < X$ （2）清除性测试结果为阴性（不产生疼痛）
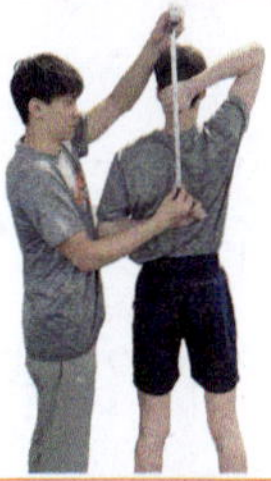	2	符合下列全部要求： （1）两拳之间距离 $X \leqslant Y < 1.5X$ （2）清除性测试结果为阴性（不产生疼痛）
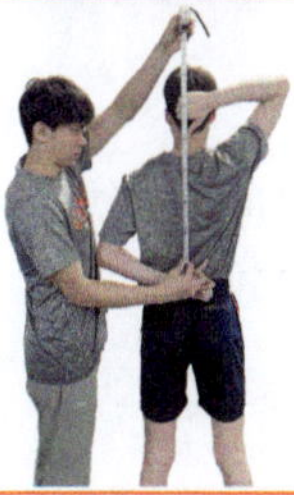	1	符合下列全部要求： （1）两拳之间距离 $Y \geqslant 1.5X$ （2）清除性测试结果为阴性（不产生疼痛）

续表

形态图	分值	标准
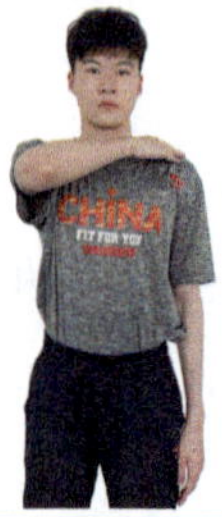	0	清除性测试结果为阳性（产生疼痛）

5. 直腿主动上抬

目的：评价腘绳肌与比目鱼肌的柔韧性、骨盆稳定性和异侧腿的主动伸展能力。

说明：被测者仰卧，双手置于身体两侧，掌心向上，头平贴于地上，双膝下放置测试板。被测者一条腿上抬，踝关节背屈，膝关节伸直；保持异侧腿与木板接触，且身体平躺在地面，测试杆放于大腿中点与髂前上棘之间自然下垂，与地面垂直。换对侧腿完成测试。记录最低分。直腿主动上抬评分标准及动作形态见表 2–5。

表 2–5　直腿主动上抬评分标准及动作形态

形态图	分值	标准
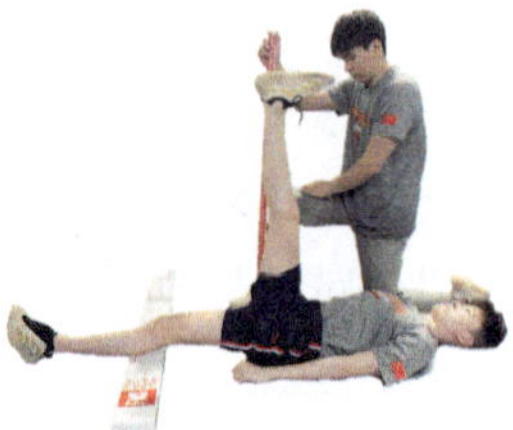	3	上抬腿踝关节的垂直线在异侧腿大腿中部和髂前上棘之间
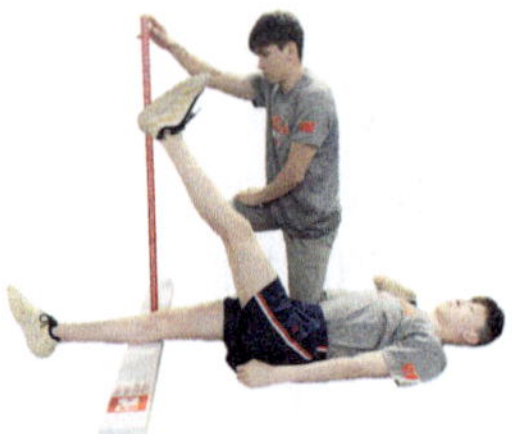	2	上抬腿踝关节的垂直线在异侧腿大腿中部和膝关节之间

续表

形态图	分值	标准
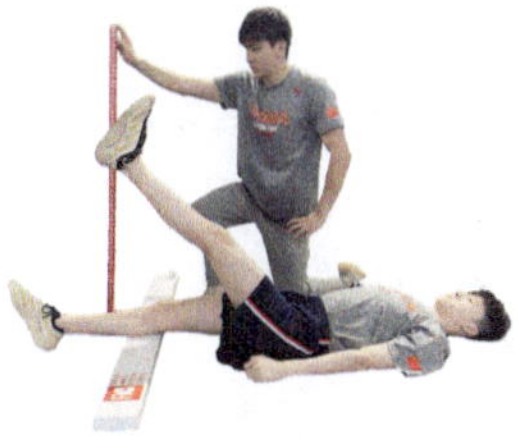	1	上抬腿踝关节的垂直线在异侧腿膝关节以下
—	0	测试过程中身体出现疼痛

6. 躯干稳定俯卧撑

目的：在上肢对称性活动中测试人体躯干在水平面内的稳定性，同时直接测试肩胛骨的稳定性。

说明：被测者俯卧，双足尖着地；双臂前伸撑地，间距稍宽于肩；双手拇指在头顶的正下方，同时双膝关节尽力伸直，女生双上臂可稍下移，使双手拇指在下颌的正下方；腰椎保持自然伸直姿势。被测者双臂用力下撑使身体向上抬起。完成动作的过程中腰部不可晃动，保持腰椎自然伸直姿势。

男生如果不能从起始姿势完成此动作，可以将上臂支撑位置下移，使双手拇指在下颌的正下方，再完成 1 次撑起动作；女生如果不能从起始姿势完成此动作，可以将上臂支撑位置下移，使双手拇指在锁骨的正下方，再完成 1 次撑起动作。

清除性测试：被测者在俯撑姿势下完成 1 次撑起伸展脊柱的动作（髋关节不要离开地面），如出现任何疼痛则记为 0 分。

躯干稳定俯卧撑评分标准及动作形态见表 2–6。

表 2–6　躯干稳定俯卧撑评分标准及动作形态

形态图	分值	标准
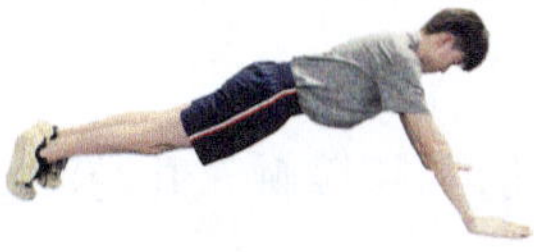	3	符合下列全部要求： （1）男生：拇指相对，其连线与头顶在同一垂面，连续完成 2 次俯卧撑起。女生：拇指相对，其连线与下颌线在同一垂面，连续完成 2 次俯卧撑起 （2）清除性测试结果为阴性（不产生疼痛）

续表

形态图	分值	标准
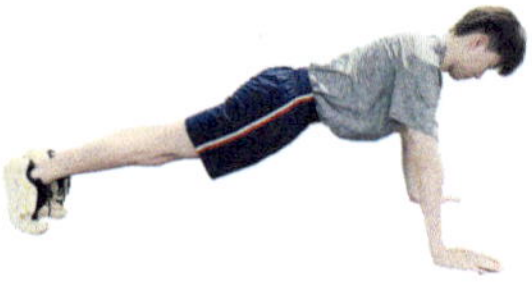	2	符合下列全部要求： （1）男生：拇指相对，其连线与下颌线在同一垂面，连续完成 2 次俯卧撑起。女生：拇指相对，其连线与锁骨在同一垂面，连续完成 2 次俯卧撑起 （2）清除性测试结果为阴性（不产生疼痛）
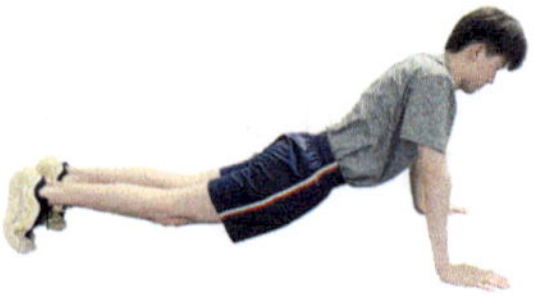	1	符合下列全部要求： （1）男生：拇指相对，其连线与下颌线在同一垂面，不能连续完成 2 次俯卧撑起。女生：拇指相对，其连线与锁骨在同一垂面，不能连续完成 2 次俯卧撑起 （2）清除性测试结果为阴性（不产生疼痛）
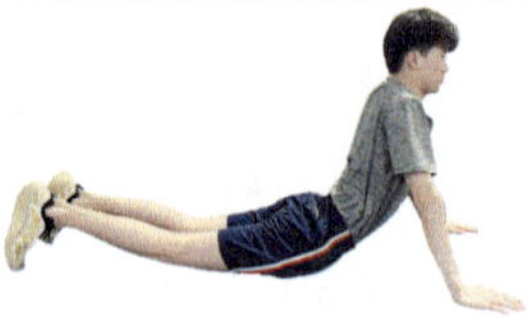	0	清除性测试结果为阳性（产生疼痛）

7. 旋转稳定性

目的：旋转稳定性测试的是上身和下身配合进行多方向运动时身体的稳定性。

说明：被测者四肢着地，大腿和手臂相对于躯干成 90 度角，踝关节保持屈曲。双侧手、足、膝关节之间放置测试板，使膝、足和手与测试板接触。被测者用同侧手、膝、足撑地维持平衡，另一侧手、膝离地分别向前后伸展；再屈臂、屈膝，以肘触膝；然后再伸展。抬起的肘、手、膝三点保持在一条直线上并与测试板平行。测试中躯干应始终与测试板保持平行。被测者每侧有 3 次测试机会。如果测试中不能完成动作，应改为异侧手、膝撑地，异侧肘、膝相触的测试。

完成 1 次单侧动作，保持躯干平行于测试板。肘和膝接触，并与测试板平行。

清除性测试：身体呈四点支撑俯卧姿势，然后身体向后摆动，臀部触双足跟，胸部贴近大腿，双手向体前尽可能远地伸展。动作完成过程中如出现疼痛则记为 0 分。

旋转稳定性评分标准及动作形态见表 2–7。

表 2–7　旋转稳定性评分标准及动作形态

形态图	分值	标准
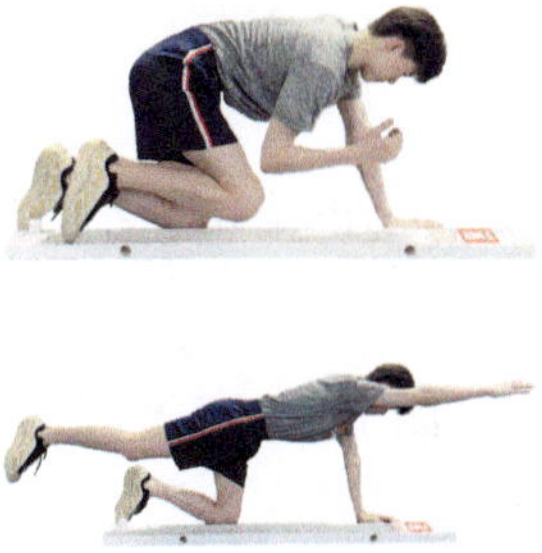	3	动作流程：用一侧的肘关节触碰同侧的膝关节。 符合下列全部要求： （1）伸展时，躯干、肘关节、膝关节在一条直线上 （2）肘关节触碰膝关节时，躯干与测试板平行 （3）连续完成 2 次动作 （4）清除性测试结果为阴性（不产生疼痛）
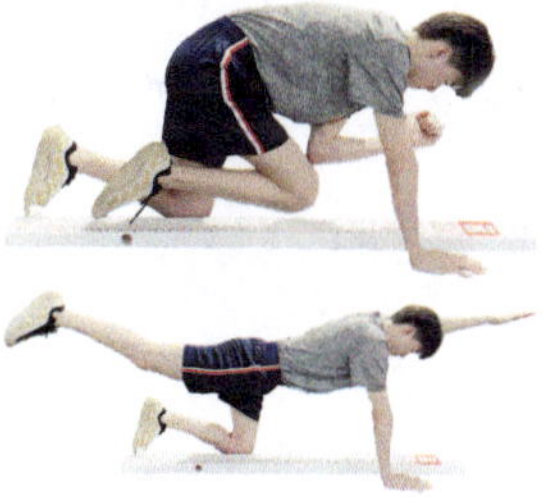	2	动作流程：用一侧的肘关节触碰异侧的膝关节。 符合下列全部要求： （1）伸展时，躯干、肘关节、膝关节在一条直线上 （2）肘关节触碰膝关节时，躯干与测试板平行 （3）连续完成 2 次动作 （4）清除性测试结果为阴性（不产生疼痛）
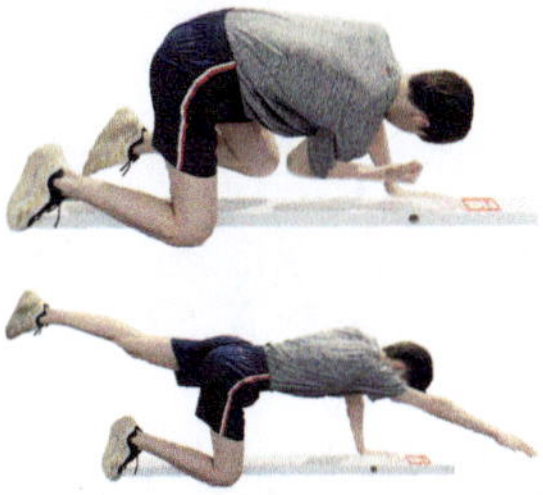	1	动作流程：用一侧的肘关节触碰异侧的膝关节。 符合下列任一要求： （1）伸展时，躯干、肘关节、膝关节不在一条直线上 （2）肘关节触碰膝关节时，躯干与测试板不平行 （3）不能连续完成 2 次动作 （4）清除性测试结果为阴性（不产生疼痛）

续表

形态图	分值	标准
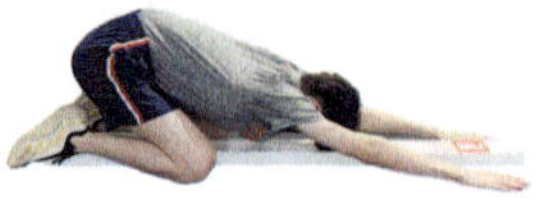	0	清除性测试结果为阳性（产生疼痛）

（二）不同得分的处理

根据筛查测试中被测者的得分，分别做如下处理。

（1）0分：对上肢/下肢进行（医学）检查；实施纠正策略并在2周内重新筛查测试。

（2）不对称性的1分（左侧1分，右侧3分；左侧1分，右侧2分）或对称性的1分（左侧1分，右侧1分）：实施纠正策略并在2周内重新筛查测试。

（3）不对称性的2分（左侧2分，右侧3分；左侧2分，右侧1分）或对称性的2分（左侧2分，右侧2分）：实施纠正策略并在2周内重新筛查测试。

（4）总分21分：保持现行训练计划。

（三）得分层级（纠正练习的得分优先顺序）

得分层级从高到低排列：

（1）筛查分数最低的动作；

（2）分数相同时，取失衡最严重的动作；

（3）再一致时，根据动作层级确定优先顺序。

（四）动作层级（纠正练习的动作优先顺序）

动作层级从高到低排列：

（1）直腿主动上抬；

（2）肩关节活动性；
（3）旋转稳定性；
（4）躯干稳定俯卧撑；
（5）直线弓箭步；
（6）跨栏步；
（7）深蹲。

第二节　Y 平衡测试（YBT）

Y 平衡测试（Y-Balance Test，YBT）是一种综合功能性测试。

一、测试目的、测试器材和注意事项

测试目的：测试动态情况下的身体平衡能力和姿势控制能力。

测试器材：Y 平衡测试仪（图 2-1）。

注意事项：被测者在推动测试板时必须一步到位，不得出现靠惯性重复推进现象；在推动过程中，被测者须保持躯干和下肢的稳定性，避免发生旋转。

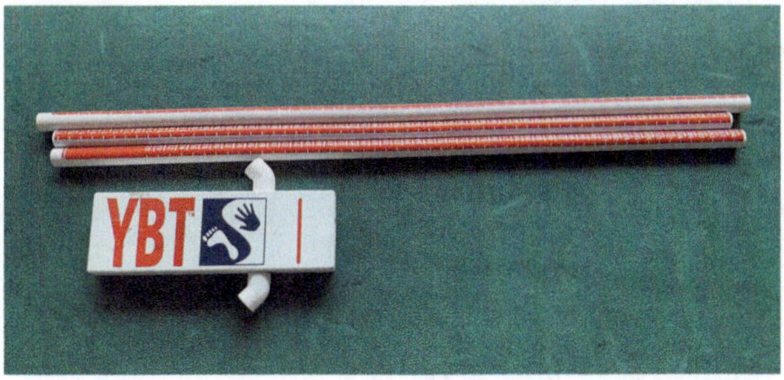

图 2-1　Y 平衡测试仪

二、测试方法

Y 平衡测试可分别测试上肢和下肢的功能。上肢 Y 平衡测试主要测评支撑侧的手臂、肩带及躯干的稳定性，同时测评另一侧的手臂、肩带及躯干的活动度。下肢 Y 平衡测试主要测评支撑侧的踝关节、膝关节和躯干的稳定性，同时测评另一侧的髋关节和躯干的活动度。

（一）上肢 Y 平衡测试的动作要点

被测者平板支撑准备，一侧手臂支撑，手掌在 Y 形交叉点上；另一侧手臂伸直，用指尖沿 Y 形三个方向向远端推动测试板；躯干保持稳定，避免发生倾斜（图 2–2）。

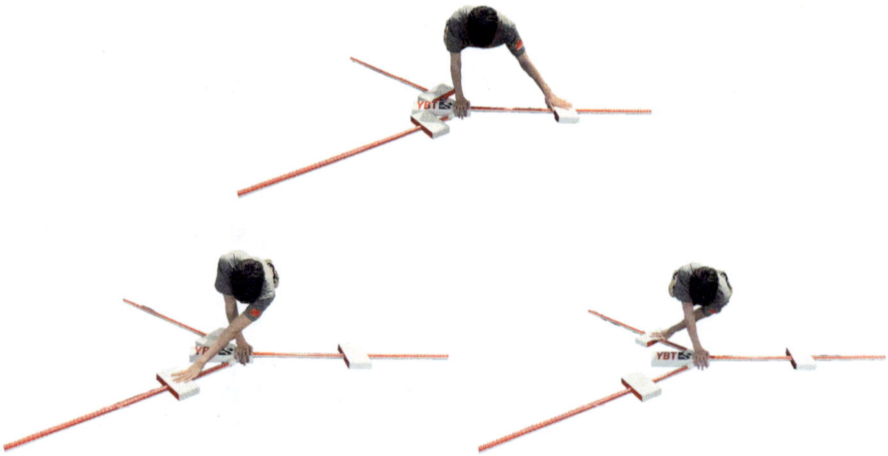

图 2–2　上肢 Y 平衡测试

（二）下肢 Y 平衡测试的动作要点

被测者站姿准备，支撑脚站在 Y 形交叉点上；另一侧脚抬离地面，用脚尖沿 Y 形三个方向向远端推动测试板；踝关节、膝关节和躯干保持稳定（图 2–3）。

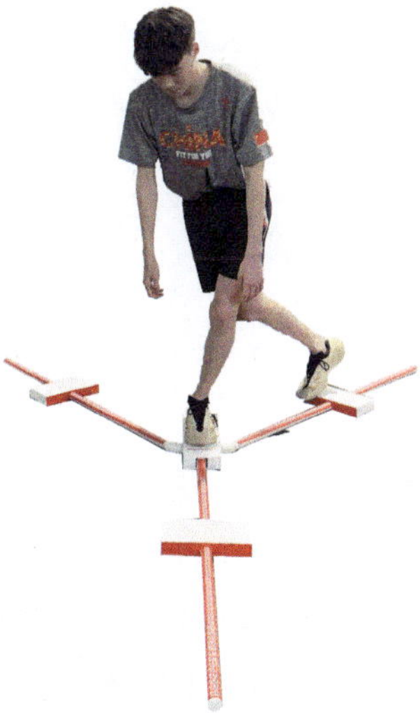

图 2–3　下肢 Y 平衡测试

在每一次测试中，被测者保持平衡并将测试板推至最远距离，其肩胛稳定性、肩关节活动度、胸椎旋转度、髋关节活动度、膝关节稳定性和躯干稳定性都可以得到综合测定。测试过程中，被测者需要运用平衡能力、柔韧性、本体感觉和肌肉力量全神贯注地完成动作，在固定支撑点的情况下尽可能地向外伸展上肢和下肢。

第三章

青少年运动的准备活动和整理活动

第一节　准备活动

本书中，准备活动是为了满足青少年进行模块训练而设计的一套有效、系统、个性化的练习方法。不同于传统体育课上的热身操，本节的准备活动主要包括动态拉伸、动作整合、肌肉激活和神经激活四个部分。这套热身方法既能有效提高身体温度、增加关节活动度、激活肌肉本体感受功能、降低运动损伤风险，又能提高青少年神经系统的兴奋性。

练习时，青少年需要认真学习每个动作，确保动作模式正确，强调身体整体运动链的参与，建立神经支配下各运动系统之间的联系。活动幅度由小到大，逐渐增加活动频率。教学中，教师可根据课程内容从各个模块选择动作进行组合。准备活动中无间歇时间，每个动作进行 1 组，动态拉伸和动作整合每个动作做 4×8 拍，肌肉激活每个动作做 10 ~ 15 次 / 侧，神经激活每个动作做 10 ~ 20 秒 / 次。

一、动态拉伸

1. 颈部拉伸

（1）动作方法：站姿准备，躯干保持直立，右手叉腰，头部左转低头，下颌触碰左肩，左手放在头顶后侧，缓慢发力下压。两侧交替进行

（图 3–1）。

（2）动作要领：躯干保持挺直，动作力度适中，循序渐进。

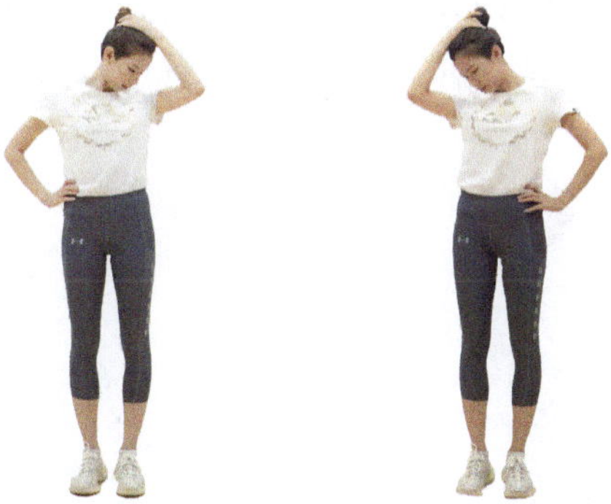

图 3–1　颈部拉伸

2. 颈后拉伸

（1）动作方法：站姿准备，躯干保持直立，低头，下颌触碰胸部，双手放于脑后，发力下压，再缓慢还原（图 3–2）。

（2）动作要领：躯干保持挺直，动作力度适中，循序渐进。

3. 颈前拉伸

（1）动作方法：站姿准备，躯干保持直立，双手放于下颌，缓慢向上推动头部向后仰，再缓慢还原（图 3–3）。

（2）动作要领：躯干保持挺直，颈部缓慢后仰。

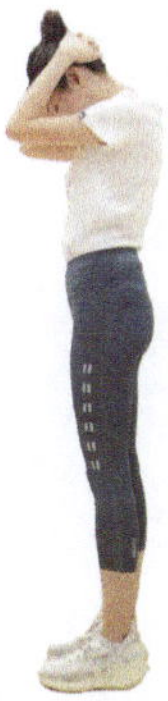

图 3–2　颈后拉伸

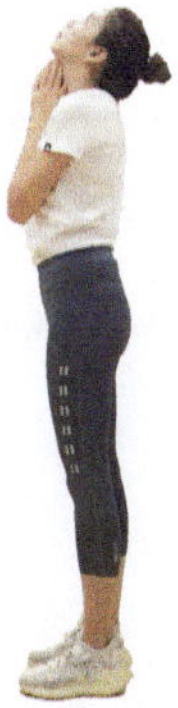

图 3–3　颈前拉伸

4. 压颈展胸

（1）动作方法：站姿准备，躯干保持直立，双手放于头后，双手下压使下颌触及胸部，再缓慢抬头，肘关节向外打开（图 3–4）。

（2）动作要领：压颈时躯干保持挺直；展胸时肘关节向外打开。

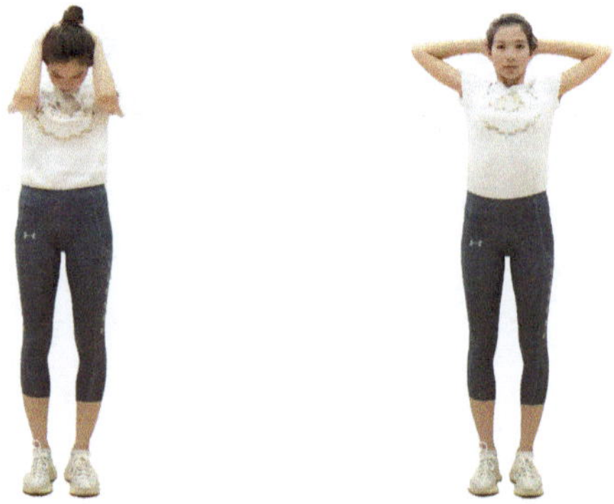

图 3–4　压颈展胸

5. 肩部绕环

（1）动作方法：站姿准备，躯干保持直立，双臂直臂侧平举，掌心朝上（前），肩部进行顺时针或逆时针画圈（图 3–5）。

（2）动作要领：逐渐增加动作幅度、加大动作力度，肩部放松。

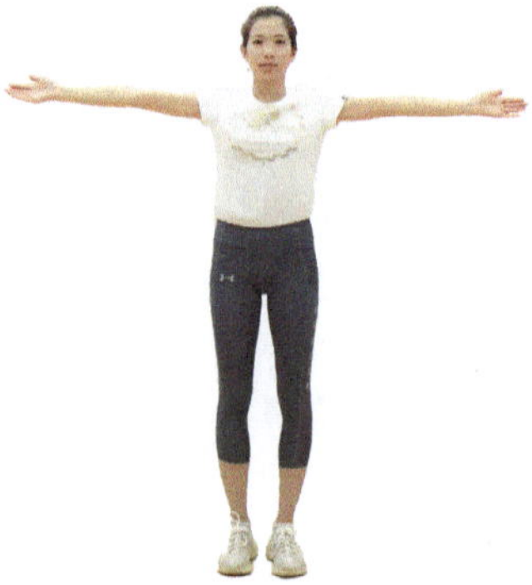

图 3–5　肩部绕环

6. 俯身开臂

（1）动作方法：站姿准备，躯干前倾，头部和躯干保持一条直线，双臂直臂侧平举向体后伸展，再回到体前交叉（图 3-6）。

（2）动作要领：躯干挺直前倾，直臂外展。

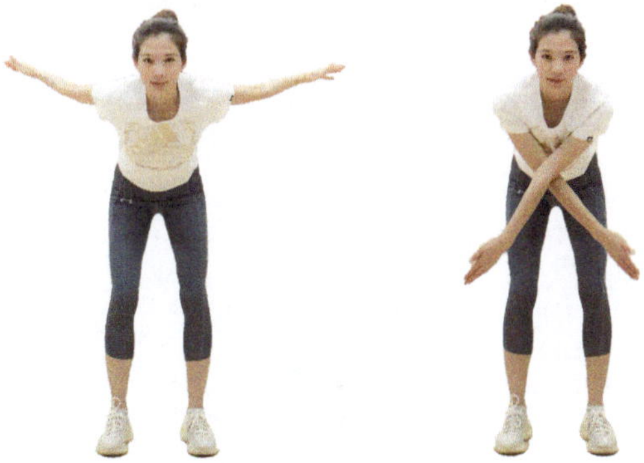

图 3-6　俯身开臂

7. 俯身振臂

（1）动作方法：站姿准备，躯干前倾，头部和躯干保持一条直线，双臂直臂交替前后摆动（图 3-7）。

（2）动作要领：躯干挺直前倾，直臂前后摆动。

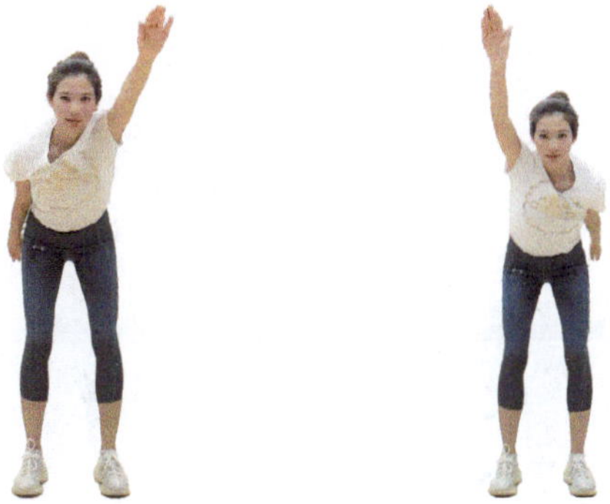

图 3-7　俯身振臂

8. 屈肘后伸

（1）动作方法：站姿准备，躯干保持挺直，一只手臂屈肘于颈后，前臂下压，手掌贴于异侧肩胛骨方向，另一只手臂自然向后摆动（图 3–8）。两侧交替进行。

（2）动作要领：屈肘后伸，下压前臂。

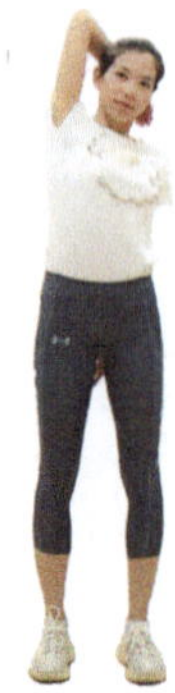

图 3–8　屈肘后伸

9. 拉胸转体

（1）动作方法：站姿准备，目视前方，向一侧转体，同时同侧手臂直臂向后摆动，拉伸胸部肌群，另侧手臂屈肘贴胸随动。两侧交替进行（图 3–9）。

（2）动作要领：直立转体，头部跟随转动。

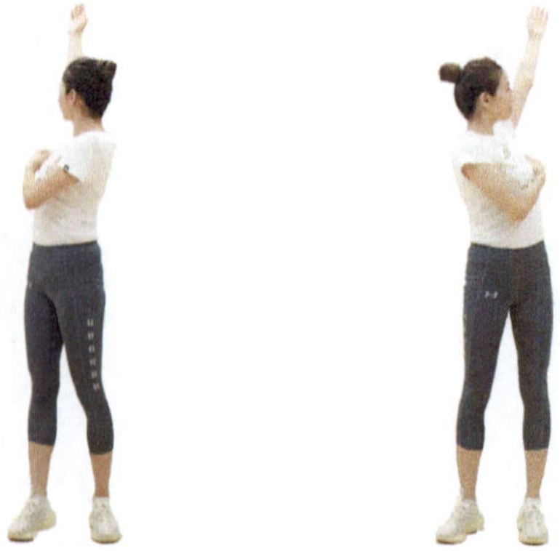

图 3–9　拉胸转体

10. 半蹲压肩

（1）动作方法：双足打开比肩稍宽，半蹲，躯干前倾，双手抵在膝关节内侧，向左侧转体，右臂伸直。两侧交替进行（图 3–10）。

（2）动作要领：双手抵住膝关节内侧向外发力，旋转上体完成压肩。

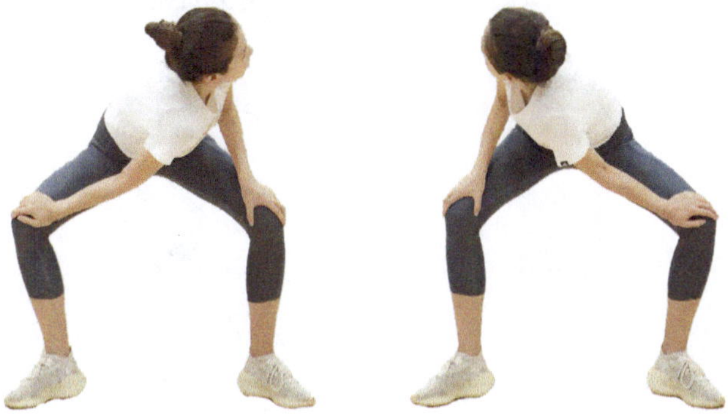

图 3–10　半蹲压肩

11. 俯身转体

（1）动作方法：双足打开比肩稍宽，躯干前倾，双手交替触摸另侧足尖（图 3–11）。

（2）动作要领：双足打开比肩稍宽，膝关节保持伸直。

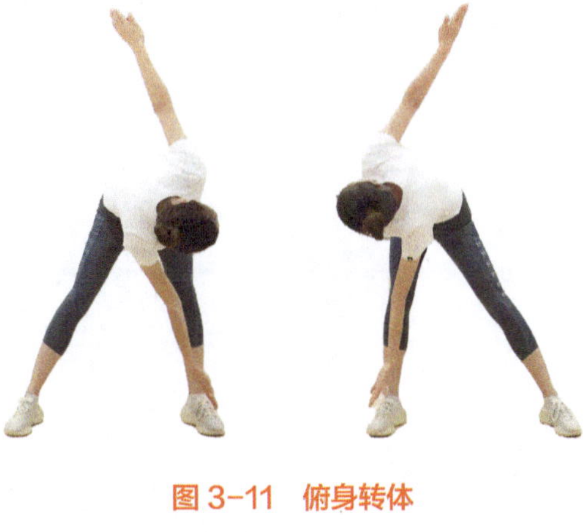

图 3–11　俯身转体

12. 臀大肌拉伸（抱膝提踵）

（1）动作方法：单腿支撑，躯干保持挺直，另侧腿屈髋屈膝，勾起足尖，双手抱住膝关节向上提（支撑腿同时提踵）。两侧交替进行（图 3–12）。

（2）动作要领：躯干保持挺直，勾足尖向上提膝关节。

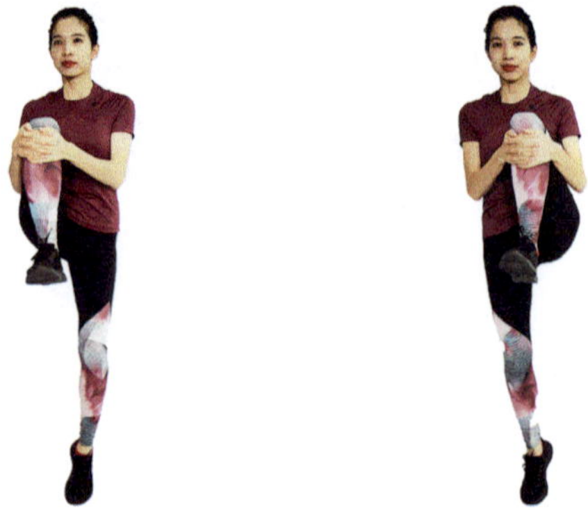

图 3–12　臀大肌拉伸（抱膝提踵）

13. 抱踝提踵

（1）动作方法：单腿支撑，躯干保持挺直，另侧腿屈髋屈膝成 4 字形，髋关节外旋，双手分别抓住膝关节和踝关节，向上提拉（支撑腿同时提踵），再缓慢还原（图 3–13）。两侧交替进行。

（2）动作要领：一只手抱住膝关节，另一只手抱住踝关节。

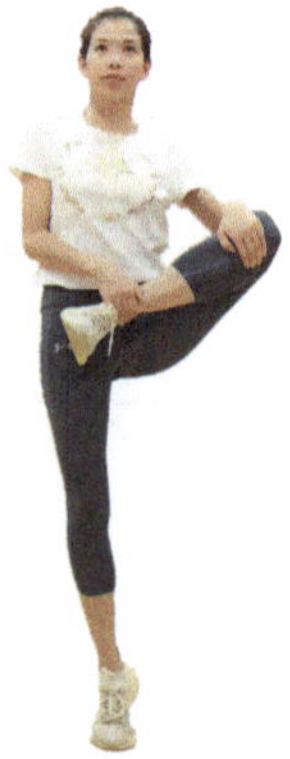

图 3–13　抱踝提踵

14. 摸足尖

（1）动作方法：双足前后分立间距一足，后腿微屈，屈髋屈膝，前腿伸直，足跟着地，双手顺着前腿向下直到摸到足尖，再缓慢成站姿（图 3-14）。两侧交替进行。

（2）动作要领：前腿膝关节伸直，足跟着地。

15. 超人起飞

（1）动作方法：单足站立，躯干挺直，目视前方，同侧手臂直臂上举，另侧腿伸髋屈膝，另侧手抓住踝关节向后拉伸，再缓慢成站姿（图 3-15）。两侧交替进行。

（2）动作要领：膝关节向后拉伸大腿，避免外展代偿。

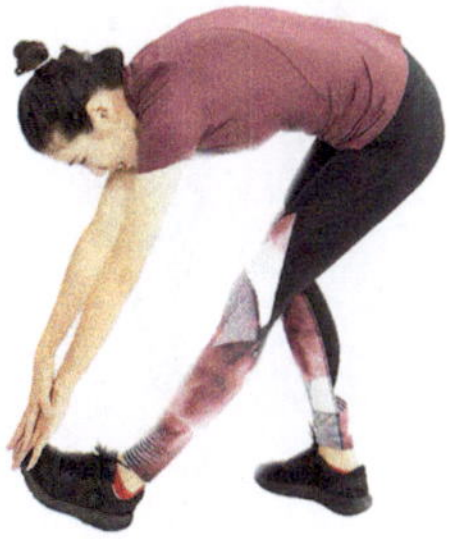

图 3-14　摸足尖

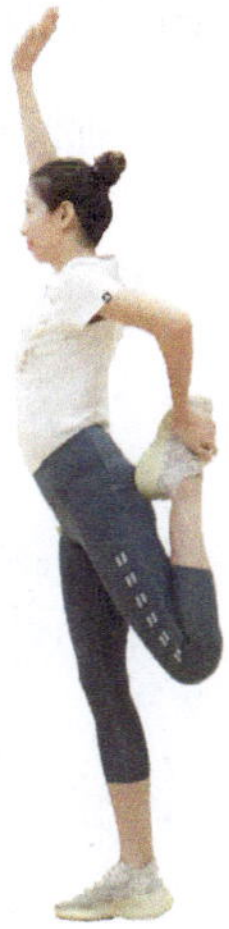

图 3-15　超人起飞

16. 侧弓步

（1）动作方法：双足打开两倍肩宽距离，身体侧向前倾，前倾方向腿屈髋屈膝 90 度，另侧腿伸直，拉伸大腿内侧，双臂前伸（图 3-16）。两侧交替进行。

（2）动作要领：前倾方向腿屈髋屈膝 90 度，另侧腿髋、膝、踝保持一条直线。

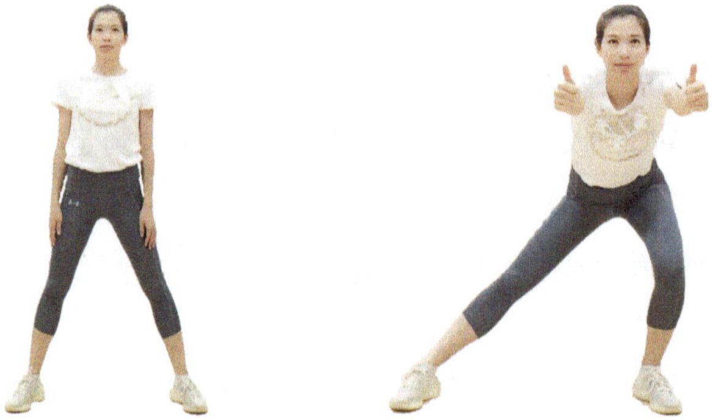

图 3-16　侧弓步

17. 侧身弯腰

（1）动作方法：站姿准备，双足左右侧向交叉，右腿在前，左腿在后，左臂上举，躯干右侧屈，右手叉腰（图 3-17）。两侧交替进行。

（2）动作要领：腰椎侧弯，躯干向前摆腿一侧方向侧倾。

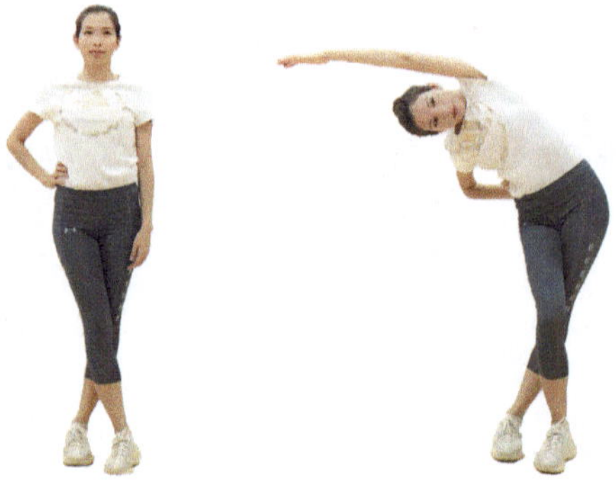

图 3-17　侧身弯腰

二、动作整合

1. 虫爬

（1）动作方法：俯撑准备，双手保持不动，双腿伸直，双足交替向前移动，足跟向下压，足尖触碰到手掌后，双足保持不动，双手交替向前进至身体恢复准备姿势（图 3–18）。依此重复进行。

（2）动作要领：膝关节伸直，足跟下压，手足交替前进。

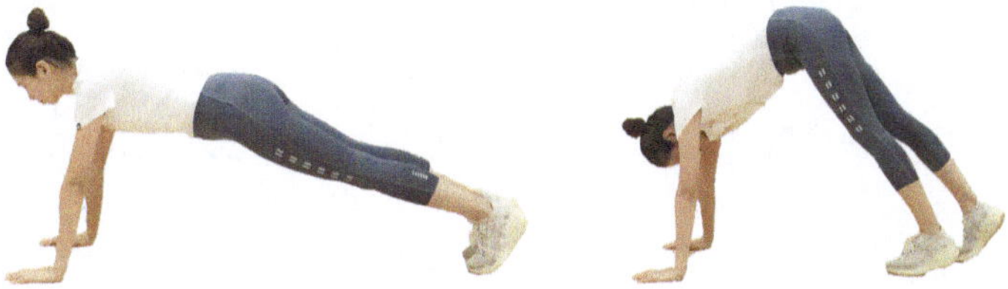

图 3–18　虫爬

2. 高抬腿

（1）动作方法：站姿准备，躯干保持挺直，单足支撑，另侧腿屈髋提膝，大腿上摆至水平，同时两侧手臂屈肘自然前后摆动。两侧交替进行（图 3–19）。

（2）动作要领：躯干挺直，手足交替摆动。

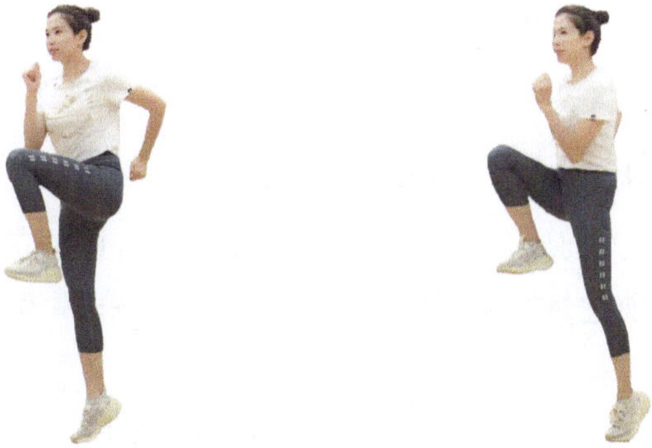

图 3–19　高抬腿

3. 踢腿

（1）动作方法：站姿准备，抬起一侧腿向上直膝摆动，异侧手前伸触碰足尖，另侧腿单足支撑（图 3–20）。两侧交替进行。

（2）动作要领：膝关节伸直，足尖触碰手指。

4. 开合跳

（1）动作方法：站姿准备，双臂置于体侧，双足向上跳跃，落地左右打开，同时双臂上举于头上击掌，再双足向上跳跃落地并拢，双臂放于体侧（图 3–21）。

（2）动作要领：髋、膝、踝在一条直线上，避免膝内扣。

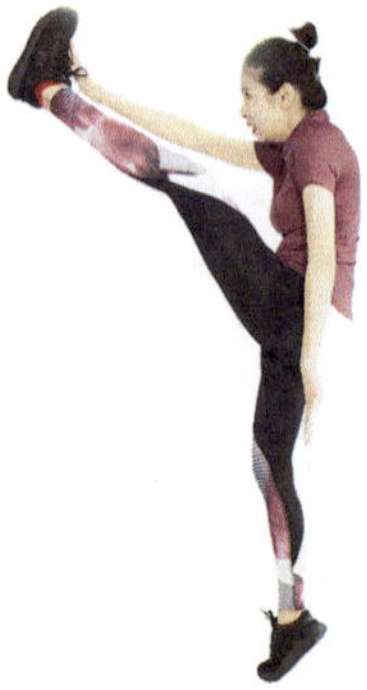

图 3–20　踢腿

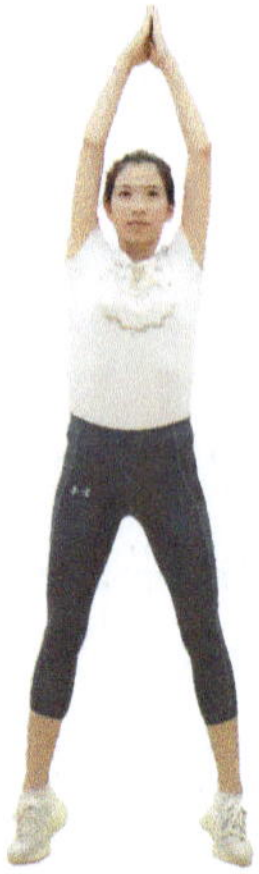

图 3–21　开合跳

5. 侧向交叉步

（1）动作方法（以向左侧为例）：站姿准备，躯干保持挺直，双臂侧平举，左腿直腿向左前进，右腿屈髋屈膝内旋落于左腿的左前侧（图 3–22），左腿再直腿向左前进，右腿再后伸于左腿的左后侧。一侧完成后进行反方向练习。

（2）动作要领：上下肢协调摆动，身体侧向移动。

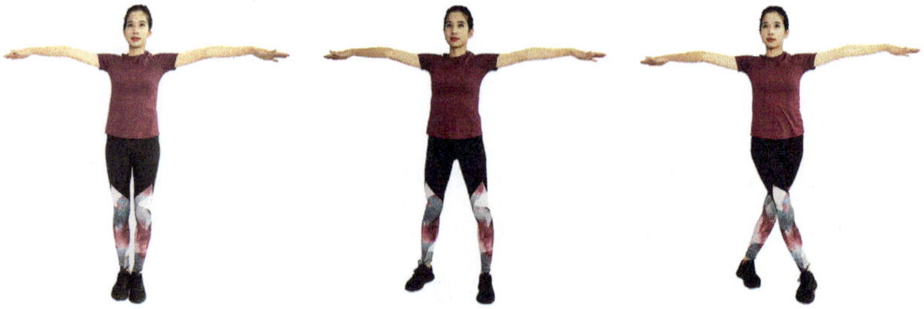

图 3–22　侧向交叉步

6. 单足肩绕环

（1）动作方法：单足站立准备，躯干保持稳定，双臂直臂前平举，双手掌心相对，一侧手臂顺时针画圈，另侧手臂逆时针画圈（图 3–23）。

（2）动作要领：两侧手臂前后交替绕环，下肢保持稳定。

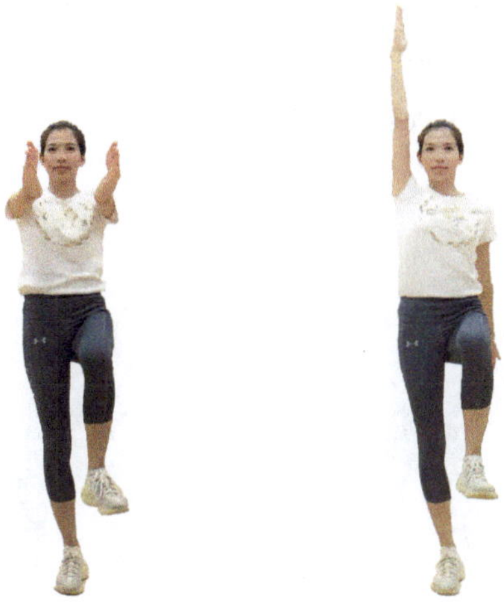

图 3–23　单足肩绕环

7. 燕式平衡

（1）动作方法：单足站立，躯干前倾俯身，双臂侧平举，另侧腿伸膝伸髋，大腿与地面平行（图 3–24）。两侧交替进行。

（2）动作要领：支撑腿和躯干保持稳定。

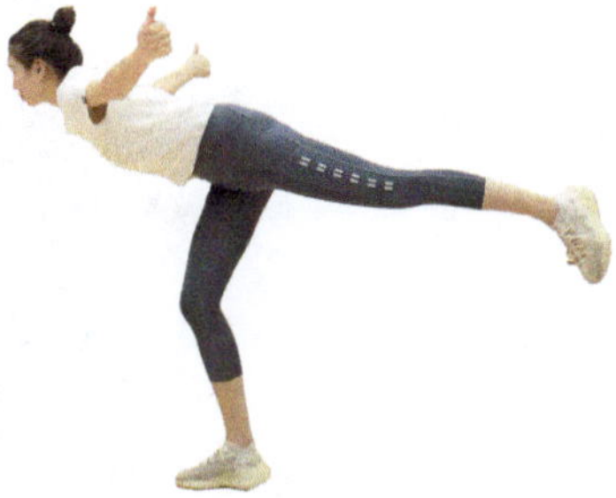

图 3–24　燕式平衡

三、肌肉激活

1. 半蹲练习

（1）动作方法：站姿准备，双足左右打开与肩同宽，膝关节上方固定迷你弹力带，下肢屈髋屈膝下蹲，躯干保持挺直，双手屈肘合抱于胸前，再缓慢还原成站立姿势（图 3–25）。

（2）动作要领：躯干保持挺直。

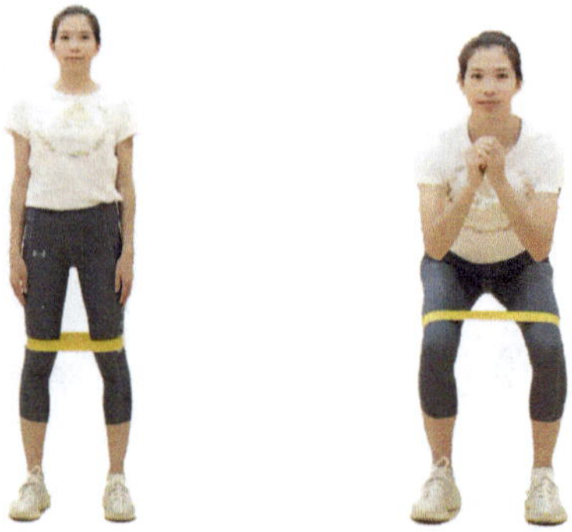

图 3–25　半蹲练习

2. 半蹲转髋

（1）动作方法：半蹲姿势准备，双手叉腰，膝关节上方固定迷你弹力带，躯干保持挺直，一侧足尖着地，同时内旋、外旋转动，另侧髋关节保持不动（图 3–26）。两侧交替进行。

（2）动作要领：一侧髋、膝、踝一起转动，另侧髋关节保持不动。

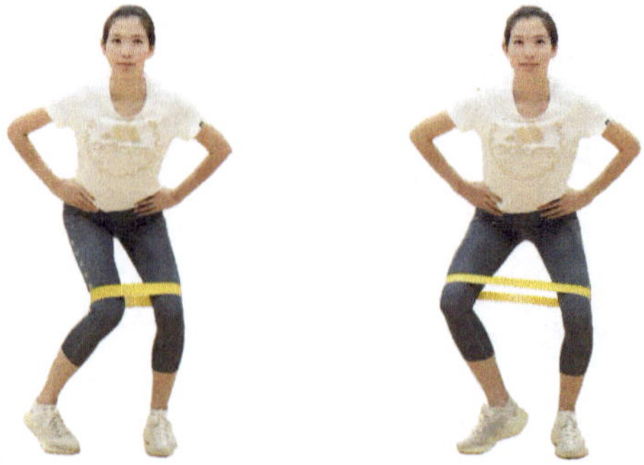

图 3–26　半蹲转髋

3. 螃蟹行走

（1）动作方法：半蹲姿势准备，膝关节上方固定迷你弹力带，双臂屈肘置于体侧，躯干保持挺直，双足侧向移动，身体重心高度保持稳定（图 3–27）。

（2）动作要领：身体重心高度保持稳定。

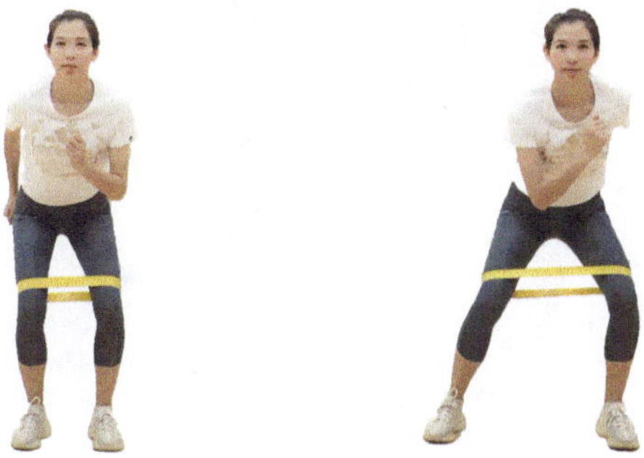

图 3–27　螃蟹行走

4. 站姿外展

（1）动作方法：站姿准备，膝关节上方固定迷你弹力带，单足站立，另一侧腿直腿外展，躯干和支撑侧髋关节保持不动（图 3–28）。两侧交替进行。

（2）动作要领：躯干保持稳定，臀中肌发力外展。

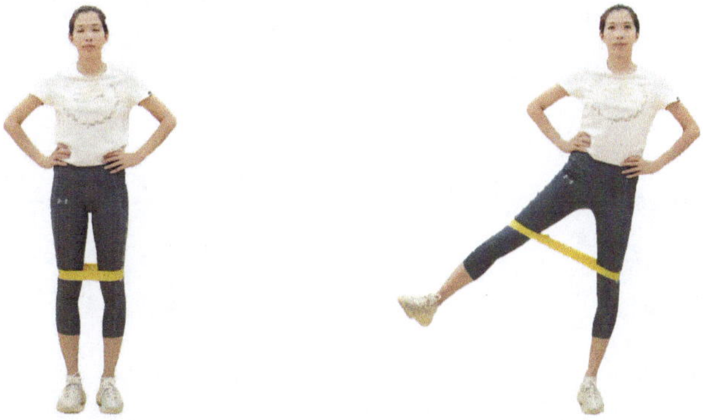

图 3–28　站姿外展

5. 站姿后伸

（1）动作方法：站姿准备，膝关节上方固定迷你弹力带，单足站立，另侧腿直腿向后伸髋，躯干和支撑侧髋关节保持不动（图 3–29）。两侧交替进行。

（2）动作要领：躯干保持稳定，臀大肌发力。

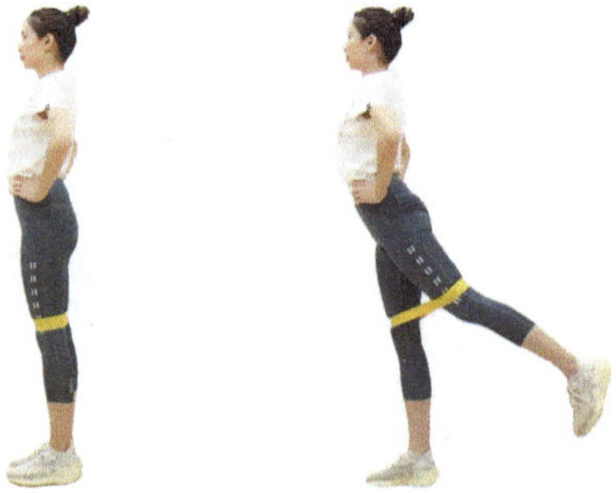

图 3–29　站姿后伸

6. 侧向平板移动

（1）动作方法：俯撑准备，膝关节上方固定迷你弹力带，双足左右打开与肩同宽，对抗迷你弹力带阻力，身体侧向移动（图 3–30）。

（2）动作要领：身体保持一条直线，避免臀部翘起。

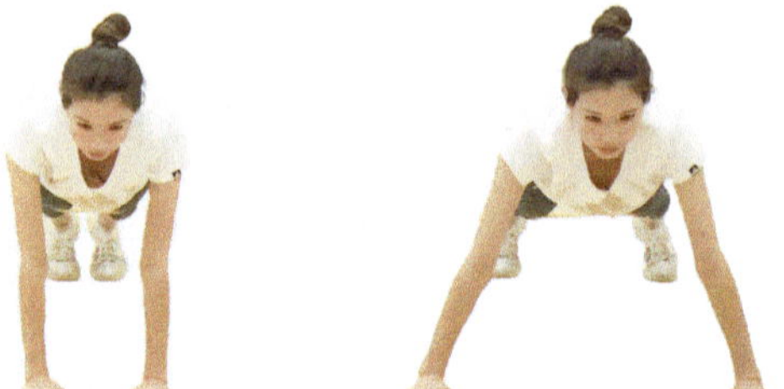

图 3–30　侧向平板移动

四、神经激活

1. 机关枪

（1）动作方法：半蹲姿势准备，听到“开始”口令后原地半蹲快速踱步，手臂屈肘置于体侧前后摆动，听到方向口令后，完成指定动作，再快速回到半蹲踱步等待下个口令。听到“向上”口令时需要向上跳跃；听到“向下”口令时需要全蹲、单手碰地；听到“向左”或“向右”口令时需要半蹲快速转髋（图 3–31）。

（2）动作要领：注意力集中，半蹲踱步频率快。

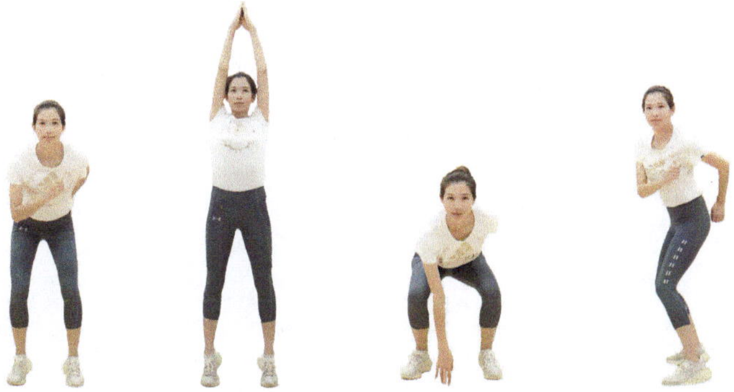

图 3–31　机关枪

2. 单脚支撑

（1）动作方法：半蹲姿势准备，听到“开始”口令后，半蹲快速踱步，听到“左”或“右”口令后，迅速做该侧单足支撑，再快速回到半蹲踱步状态（图 3–32）。

（2）动作要领：单足站立，核心收紧。

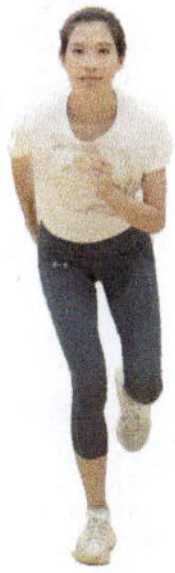

图 3–32　单脚支撑

3. 接球练习

（1）动作方法：半蹲踱步准备，双臂屈肘置于体前，协助者站在练习者面前 1 米处给练习者扔球，练习者须迅速接住，再抛还给协助者，准备继续接下一球（图 3–33）。

（2）动作要领：注意力集中，半蹲踱步频率快。

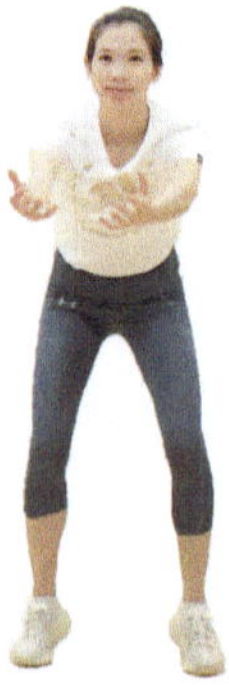

图 3–33　接球练习

4. 寻找自己的身体部位

（1）动作方法：半蹲准备，根据听到的身体部位口令，迅速触摸自己对应的身体部位（图 3–34）。

（2）动作要领：注意力集中，躯干保持挺直。

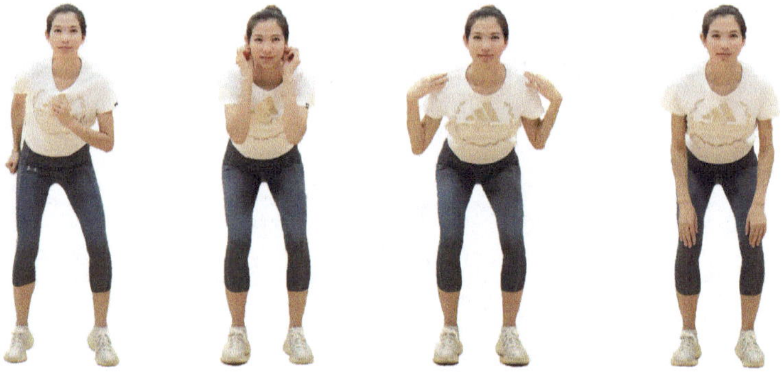

图 3–34　寻找自己的身体部位

锻炼小贴士

做准备活动要充分，循序渐进，这样可以有效减少运动损伤的发生，避免过度抻拉造成拉伤。

准备活动训练方案

动态拉伸——颈部拉伸	动态拉伸——压颈展胸
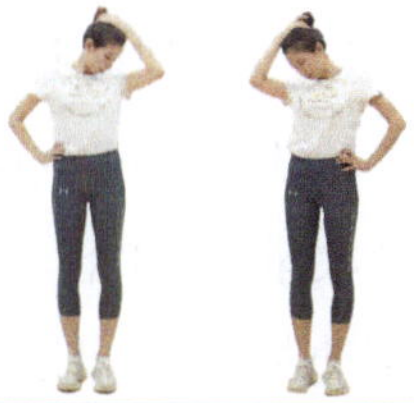	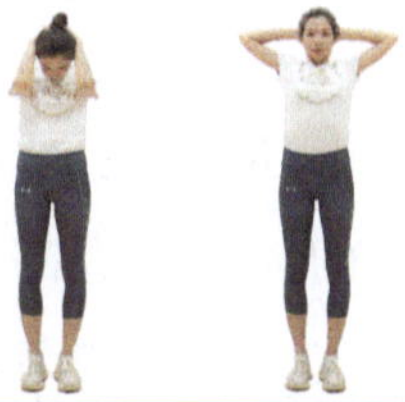
动态拉伸——俯身开臂	动态拉伸——俯身转体
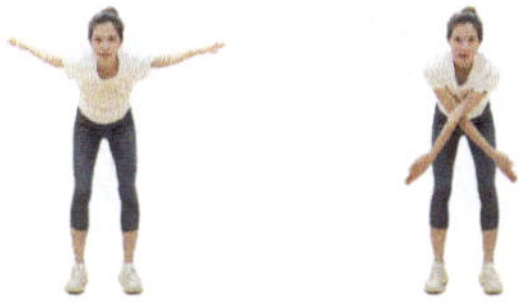	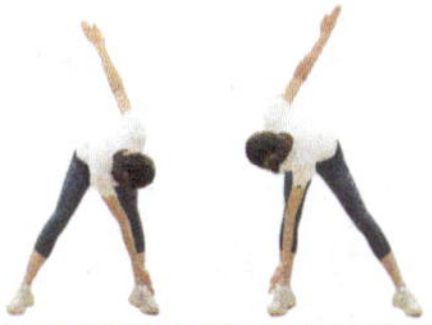
动态拉伸——摸足尖	动态拉伸——超人起飞
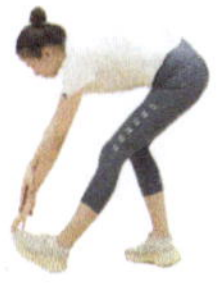	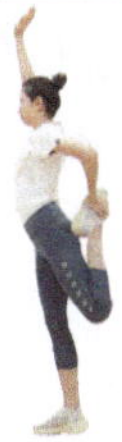
动作整合——燕式平衡	动作整合——高抬腿
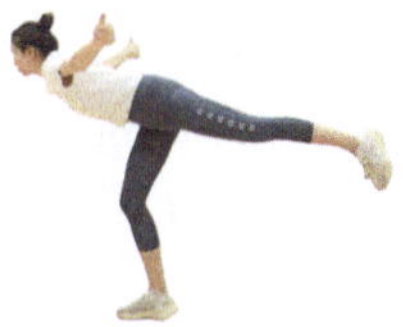	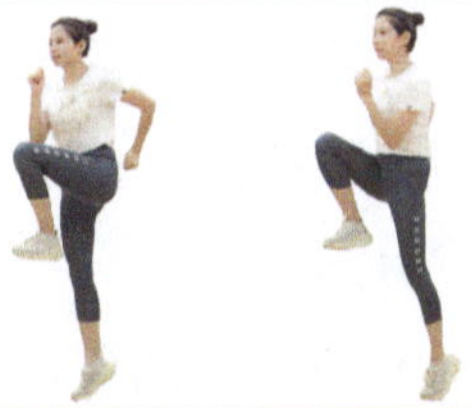
肌肉激活——站姿外展	神经激活——机关枪
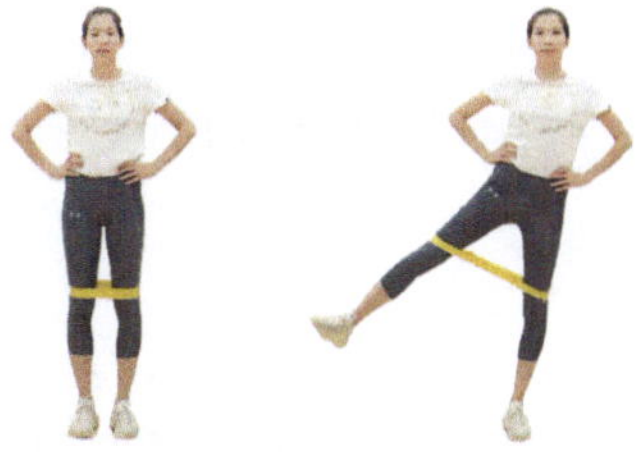	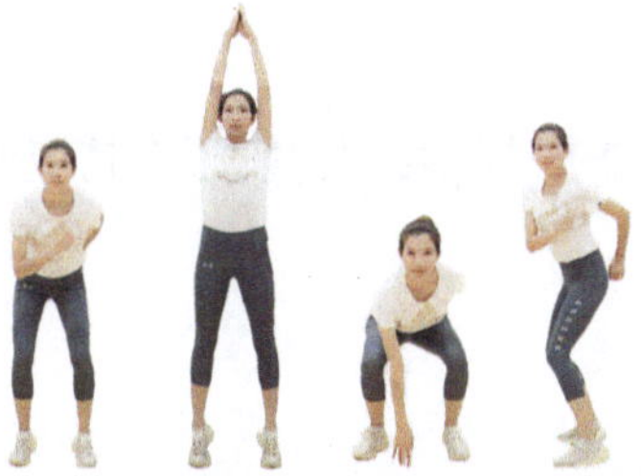
锻炼负荷：动态拉伸和动作整合 4 × 8 拍 / 组，肌肉激活和神经激活 20 秒 / 组，共 1 组	

扫一扫

第二节　整理活动

整理活动能够促进运动后体力的恢复和再生，是预防运动损伤尤为重要的一个环节。身体拥有较好的柔韧性可减少不必要的疼痛及降低运动损伤的风险，提高柔韧性可加强肌腱吸收能量的能力，减轻肌腱的僵硬情况，加大关节的活动范围，减少运动损伤的出现。但影响柔韧性的因素不仅仅是肌肉的柔韧度，还包括关节构造、肌肉力量、神经控制肌肉的能力、结缔组织、组织体积及体力活动水平、长久在有限关节活动范围内训练及年龄、性别等。以上任何一种因素都会影响青少年的柔韧性。

提高青少年柔韧性的方法主要包括静态拉伸（自主拉伸和被动拉伸）、弹振式拉伸、动态拉伸和本体感神经肌肉促进拉伸。本节内容以静态拉伸为主，介绍从颈部到上肢、躯干，再到下肢的自主拉伸方法。

1. 颈部拉伸①

（1）动作方法：站姿准备，躯干保持直立，右手叉腰，头部左转低头，下颌触碰左肩，左手放于头顶后，缓慢发力下压。两侧交替进行（图3-35）。

（2）动作要领：躯干保持挺直，动作力度适中，循序渐进。

2. 颈部拉伸②

（1）动作方法：站姿准备，躯干保持挺直，右手叉腰，头部左转抬头望向斜上方45度，左手托住下颌向上推起（图3-36），两侧交替进行。

（2）动作要领：躯干保持挺直，动作力度适中，循序渐进。

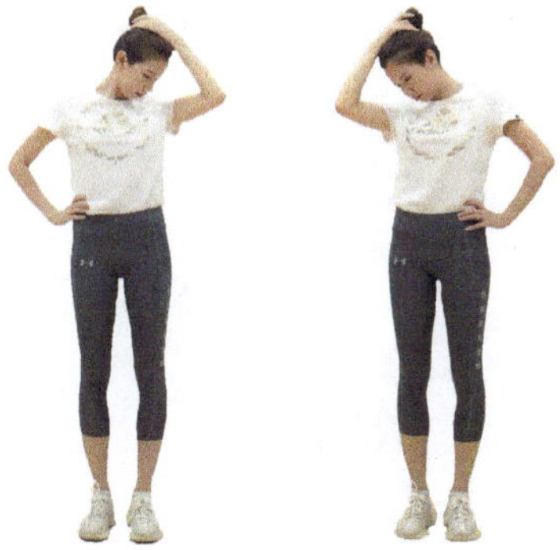

图 3-35　颈部拉伸 ①

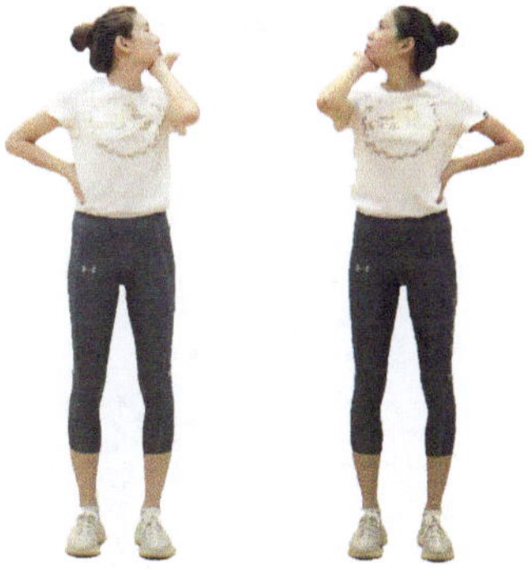

图 3-36　颈部拉伸 ②

3. 抱头颈椎转体

（1）动作方法：双足打开同髋宽，躯干保持挺直，低头，下颌内收，双手抱头，双肘稍外展，颈部向左、右旋转（图 3–37）。

（2）动作要领：躯干保持挺直，逐渐增加转动幅度。

4. 颈前拉伸

（1）动作方法：双足打开同髋宽，躯干保持挺直，双手托住下颌向上推起，颈部后仰（图 3–38）。

（2）动作要领：躯干保持挺直，动作力度适中，循序渐进。

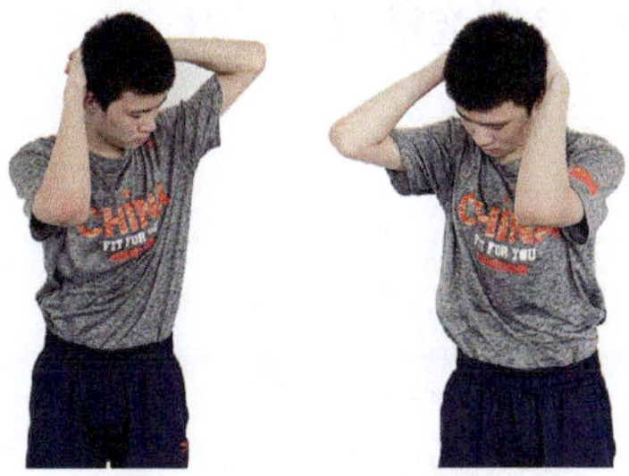

图 3-37　抱头颈椎转体

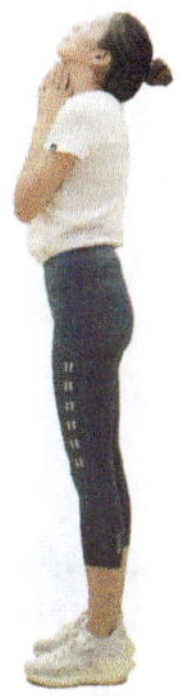

图 3-38　颈前拉伸

5. 三角肌拉伸

（1）动作方法：双足打开同髋宽，躯干保持挺直，右臂直臂内收于体前，左臂屈肘从右臂外侧包住右臂后拉。两侧交替进行（图 3-39）。

（2）动作要领：屈肘侧手臂发力，拉伸直臂侧手臂。

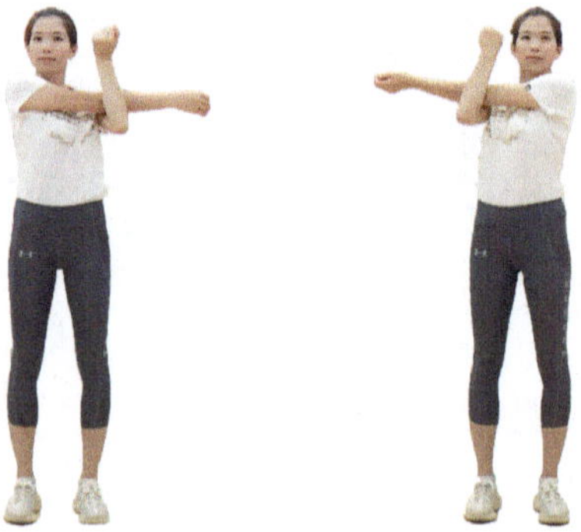

图 3-39　三角肌拉伸

6. 肱三头肌拉伸

（1）动作方法：双足打开同髋宽，躯干保持挺直。左臂屈肘置于颈后，右手抓住左臂肘关节向后方拉伸（图 3-40）。两侧交替进行。

（2）动作要领：被拉伸侧手臂屈肘，前臂紧贴头部；循序渐进加大动作力度。

7. 胸部肌群拉伸

（1）动作方法：弓步准备，右臂屈肘，前臂与地面垂直靠于墙面（或两人配合进行），躯干前倾用力，也可进行不同角度的拉伸（图 3-41）。

（2）动作要领：固定手臂位置，旋转胸椎增加张力。

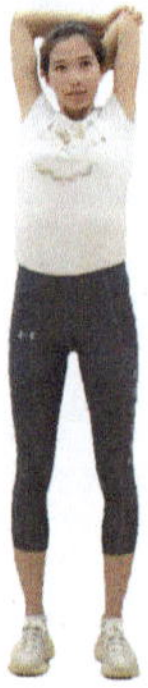

图 3-40　肱三头肌拉伸

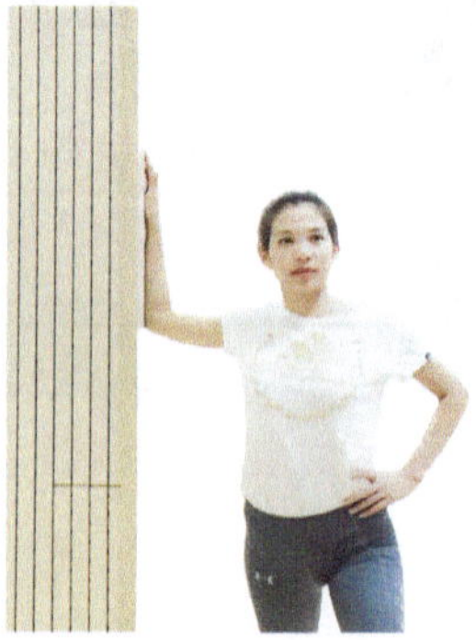

图 3-41　胸部肌群拉伸

8. 菱形肌拉伸

（1）动作方法：双足打开同髋宽，躯干保持挺直，双手交叉叠放于胸前，含胸驼背，躯干向后弓，双臂向前顶（图 3-42）。

（2）动作要领：双手与躯干对抗发力，感受到肩胛骨内侧肌群有拉伸感。

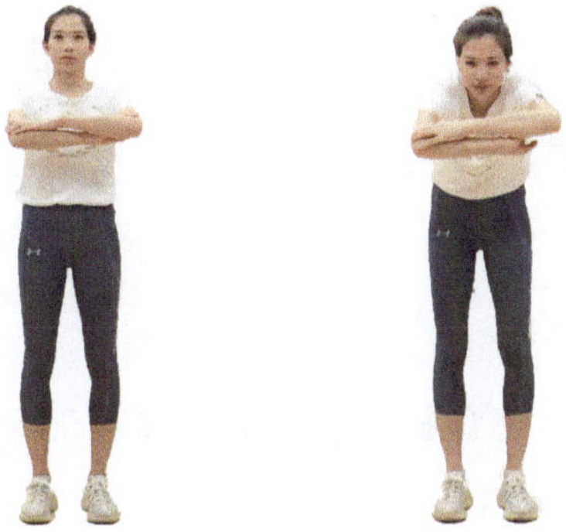

图 3-42　菱形肌拉伸

9. 腰方肌拉伸（拉伸手臂）

（1）动作方法：坐姿准备，右侧腿屈髋屈膝，左侧腿直膝外展，躯干向左侧倾斜，左手抓住右上臂向左侧拉动，下肢保持稳定（图 3-43）。两侧交替进行。

（2）动作要领：躯干向一侧倾斜，再内旋 45 度。

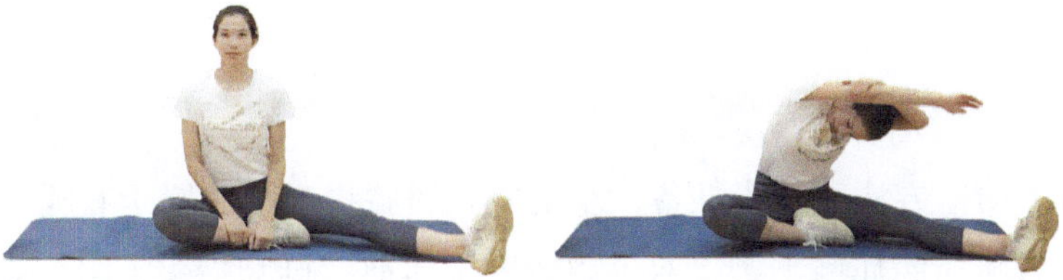

图 3-43　腰方肌拉伸（拉伸手臂）

10. 冈下肌拉伸

（1）动作方法：坐姿准备，双足打开同髋宽，目视前方，双手手背放于腰部两侧，肘关节体前向内贴近，再缓慢打开（图 3–44）依此重复进行。

（2）动作要领：肩部内旋，躯干弓背后拉。

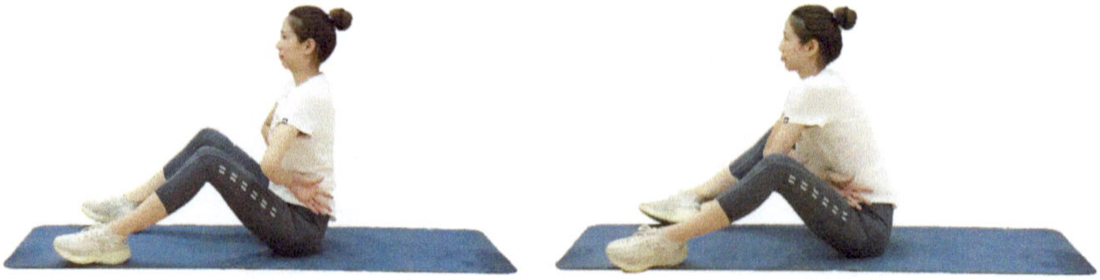

图 3–44　冈下肌拉伸

11. 冈上肌拉伸

（1）动作方法：坐姿盘腿准备，头部和躯干保持一条直线，目视前方，左臂屈肘置于体前，右臂屈肘，前臂置于左臂上臂外侧，并向右侧发力拉伸。两侧交替进行（图 3–45）。

（2）动作要领：被拉伸侧手臂屈肘，上臂贴近胸口，前臂外旋；逐渐加大拉伸力度。

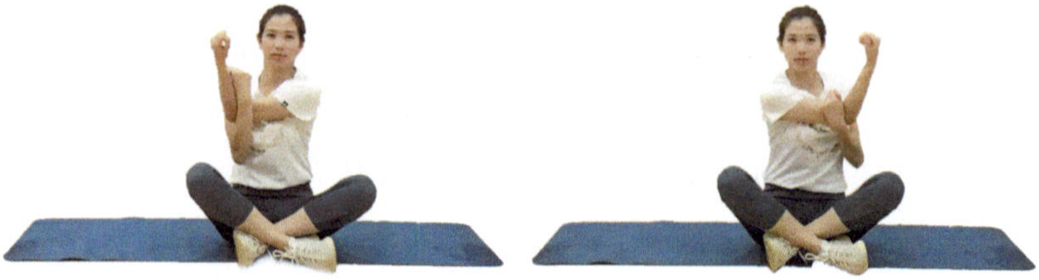

图 3–45　冈上肌拉伸

12. 臀肌拉伸（站姿）

（1）动作方法：站姿准备，左腿屈髋屈膝将小腿放置于右腿上方成 4 字形，右腿屈髋屈膝下蹲，双手屈臂置于体前，挺胸抬头（图 3–46）。两侧交替进行。

（2）动作要领：支撑腿保持稳定，上方腿膝关节下压。

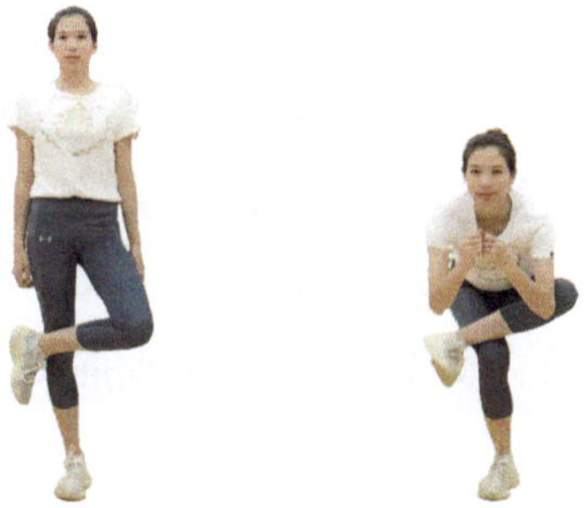

图 3-46　臀肌拉伸（站姿）

13. 股二头肌拉伸

（1）动作方法：站姿准备，右腿微屈髋屈膝支撑，左腿向前迈出一步，足跟着地，双手抓住左足足尖，拉伸 3 秒钟，再自然回到站立姿势（图 3-47）。两侧交替进行。

（2）动作要领：被拉伸侧腿（前方腿）膝关节伸直，躯干挺直，双手向下抓住足尖。

14. 股四头肌拉伸（站姿）

（1）动作方法：站姿准备，右腿单足支撑站立，左腿伸髋屈膝，左手抓住左足踝关节向正后方拉伸，头部和躯干保持挺直，目视前方（图 3-48）。两侧交替进行。

（2）动作要领：支撑腿可屈膝保持稳定，向后拉踝关节的手逐渐增加拉伸幅度。

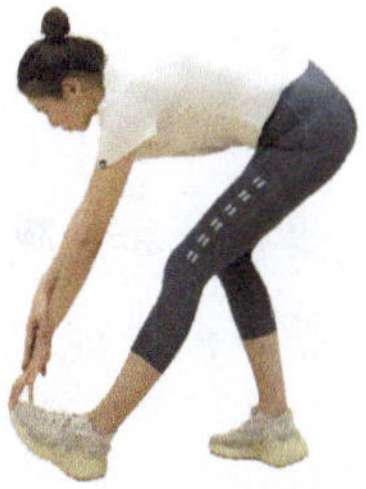

图 3-47　股二头肌拉伸

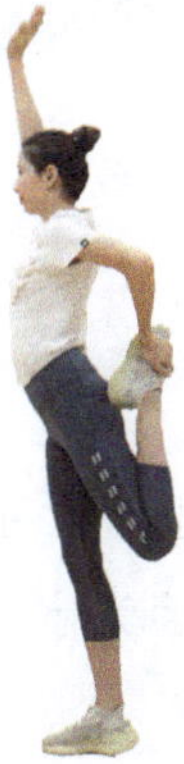

图 3-48　股四头肌拉伸（站姿）

15. 内收肌拉伸

（1）动作方法：双足打开两倍肩宽距离，右腿屈髋屈膝（膝关节屈曲约 90 度），左腿伸直，髋、膝、踝保持一条直线，躯干保持挺直，身体重心偏向右侧（图 3–49）。两侧交替进行。

（2）动作要领：足尖朝前，身体重心偏向支撑腿一侧。

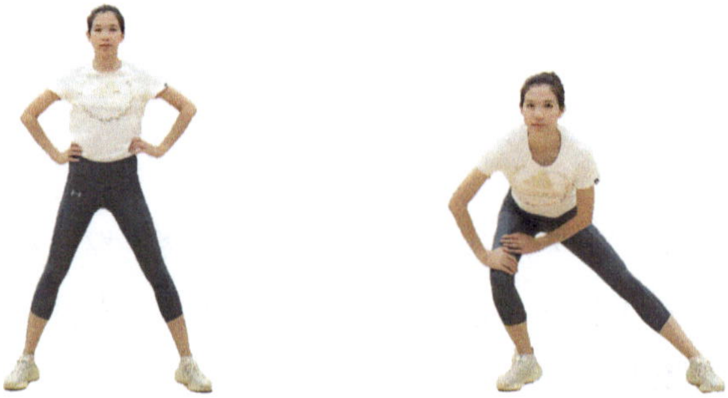

图 3–49　内收肌拉伸

16. 小腿肌群拉伸

（1）动作方法：俯撑准备，臂部上提，身体呈弓形。右手和双腿支撑，左手离地触碰右足尖后回到原位（图 3–50）。两侧交替进行。

（2）动作要领：双腿伸直膝关节，足跟下压。

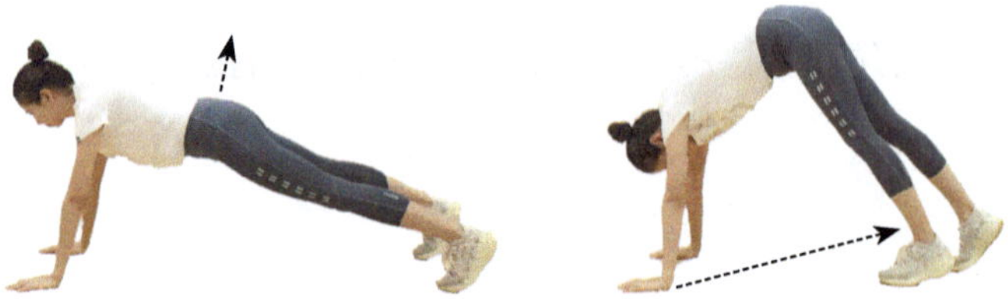

图 3–50　小腿肌群拉伸

锻炼小贴士

- 全面的整理活动可以有效恢复肌肉柔韧性和筋膜松解性。
- 进行整理活动时，需要配合呼吸，循序渐进地增加拉伸幅度。

整理活动训练方案

抱头颈椎转体	三角肌拉伸
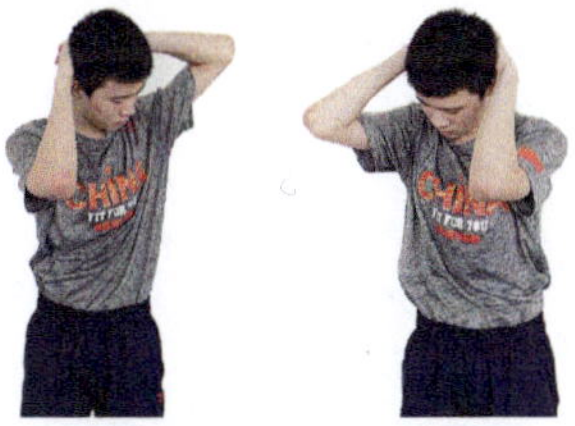	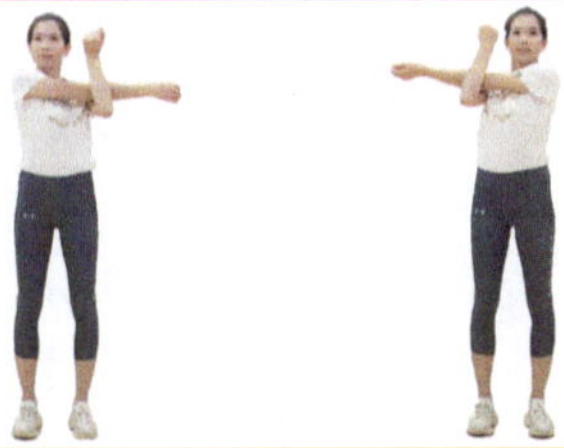
胸部肌群拉伸	肱三头肌拉伸
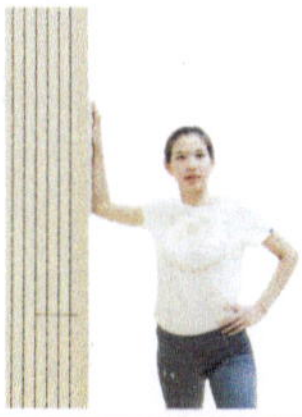	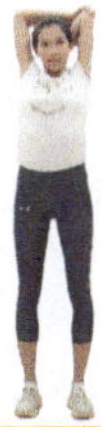
菱形肌拉伸	臀肌拉伸（站姿）
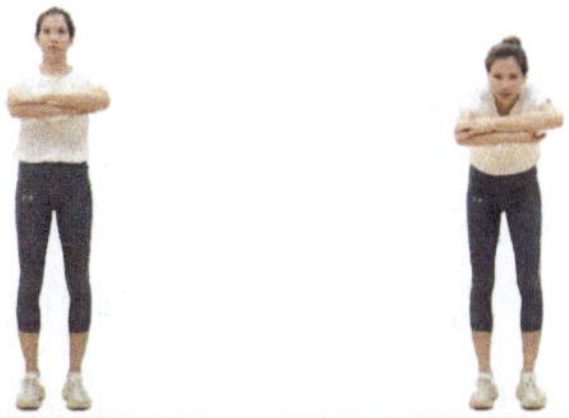	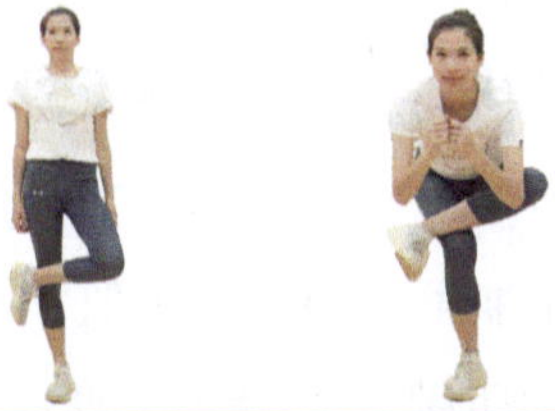
臀大肌拉伸（抱膝提踵）	腰方肌拉伸（拉伸手臂）
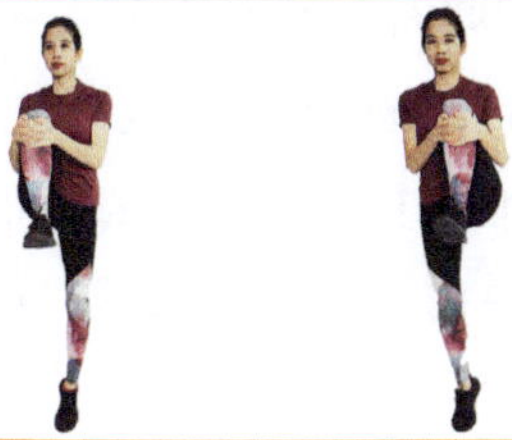	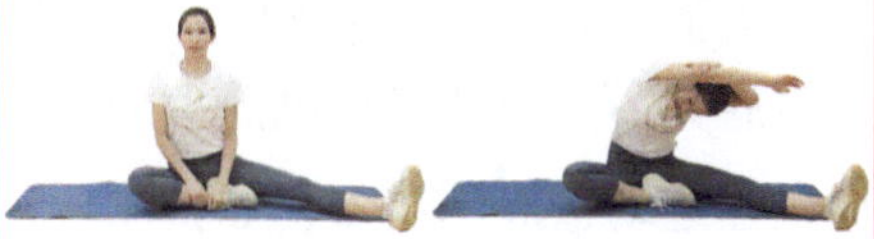
内收肌拉伸	小腿肌群拉伸
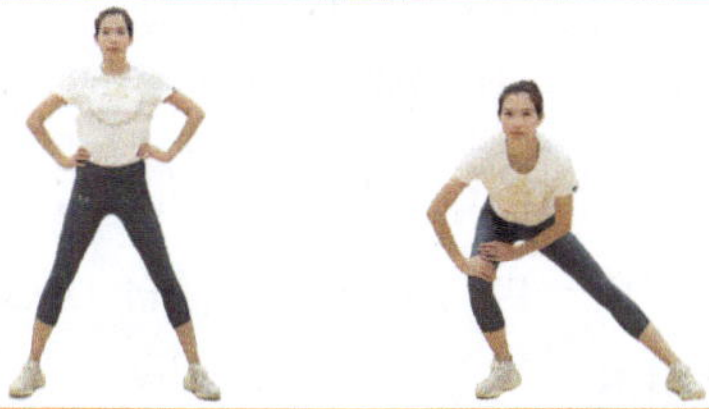	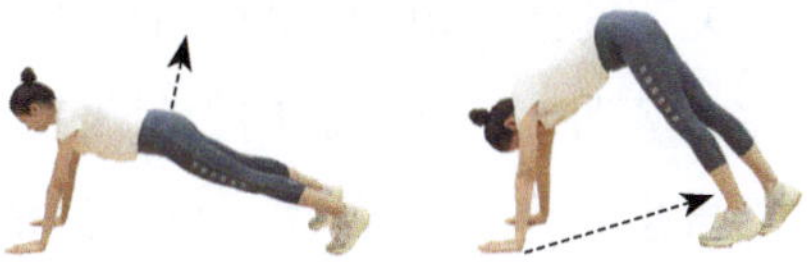
锻炼负荷：20 次 /（侧 · 组），5 ~ 8 秒 /（次 · 侧），根据肌肉紧张程度进行 2 或 3 组	

扫一扫

第四章

青少年常见运动损伤的预防训练

本章主要介绍青少年常见运动损伤的预防训练，包括肩部、腕关节、腰椎、膝关节、踝关节等部位损伤的预防训练。

第一节　肩部损伤的预防训练

人体的肩部是一个多关节、多功能的身体结构。肩关节是由肱骨头与肩胛骨关节盂构成的关节，是典型的多轴球窝关节。肩部周围肌群主要包括肩袖肌群，由肩胛下肌、小圆肌、冈上肌、冈下肌 4 块肌肉组成，这些肌肉的肌腱均附着在肱骨上。肩部肌肉还包括三角肌、胸大肌、胸小肌、肱二头肌、肱三头肌，这些肌肉在肩部运动中起着不同的作用。

灵活度大但稳定性较差，这是肩关节出现损伤较多的原因之一。因此，肩关节需要依靠周围肌群的肌肉力量来维持其稳定性。肩部损伤中由周期性运动造成的居多，如游泳项目周而复始地重复划水动作，排球、网球等球类运动重复性的上举动作。

本节主要以肩部常见运动损伤的诱因为改善点：首先，改善肩关节及周围关节的活动范围，激活周围弱链肌群的肌力和稳定性；其次，加强功能性力量训练，保持肌肉力量平衡，避免肌肉力量过度失衡；最后，进行恢复再生训练，针对每一个部位依据先松解—再加强—再松解的原理进行。肩部损伤的具体锻炼方法和训练方案如下。

一、活动度训练

1. 复合扩胸

（1）动作方法：站姿准备，双臂屈肘胸前后振，再伸肘直臂后振，再双臂直臂肩上举后振，再双臂还原至体侧直臂后振。（图 4–1）。

（2）动作要领：循序渐进增加动作幅度，避免躯干过度晃动。

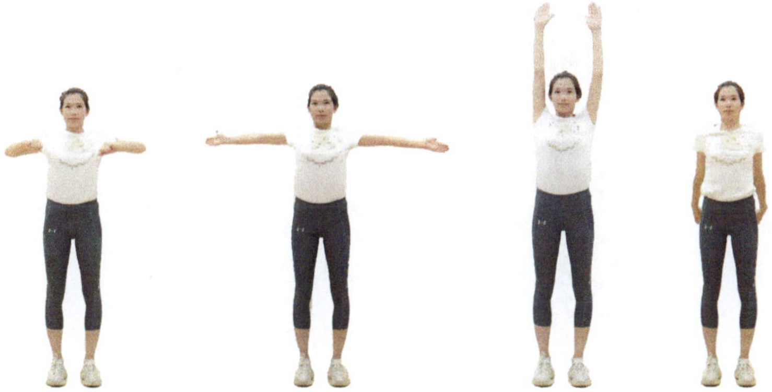

图 4–1　复合扩胸

2. 俯身振臂

（1）动作方法：站姿准备，躯干前倾，双臂直臂，肩关节屈伸左右交替前后振臂（图 4–2）。

（2）动作要领：肩关节充分后伸，避免肘关节弯曲。

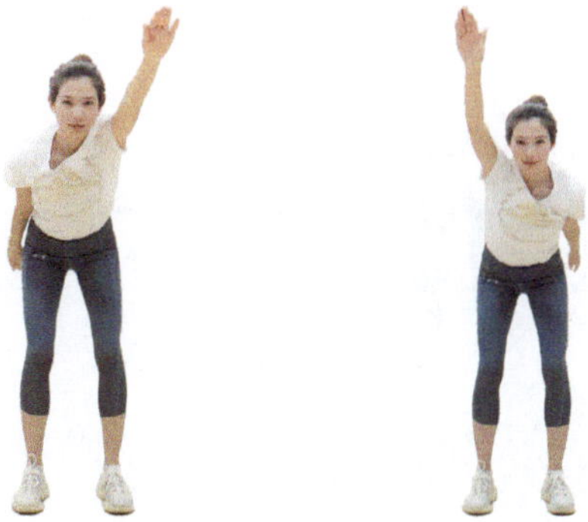

图 4–2　俯身振臂

3. 俯身开臂

（1）动作方法：站姿准备，躯干前倾，头部和躯干保持一条直线，双臂直臂侧平举向体后伸展，再回到体前交叉（图 4–3）。依此重复进行。

（2）动作要领：肩关节充分后伸，肩胛骨后缩发力。

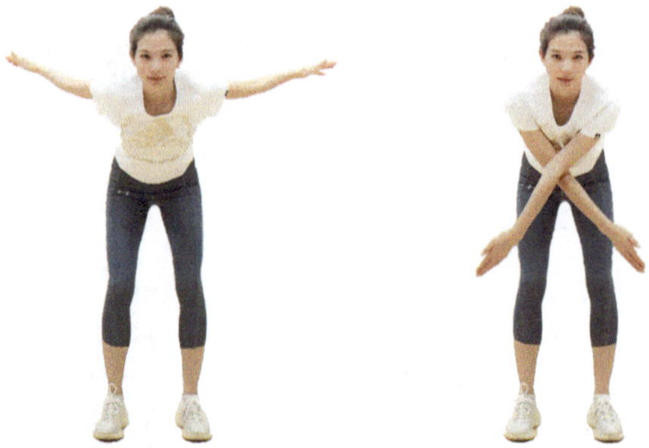

图 4–3　俯身开臂

4. 肩关节绕环

（1）动作方法：站姿准备，双臂直臂侧平举，绕肩关节进行顺时针和逆时针绕环（图 4–4）。

（2）动作要领：逐渐增加动作幅度，避免肘关节弯曲和躯干晃动。

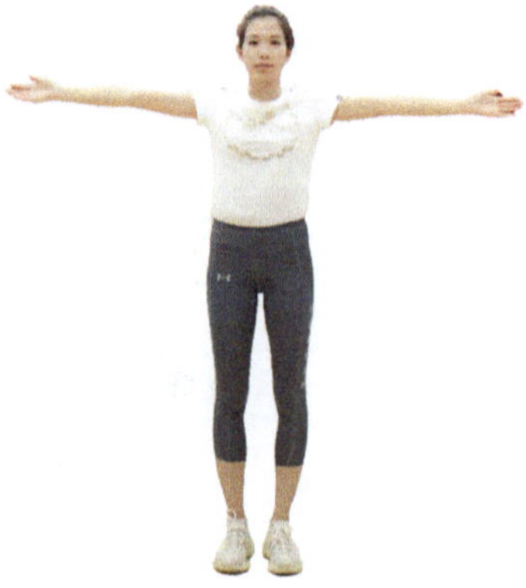

图 4–4　肩关节绕环

锻炼小贴士

躯干保持稳定，肩关节循序渐进增加活动范围，避免出现耸肩和胸椎旋转等代偿现象。

二、肌肉激活与稳定性训练

1. 垂直上举

（1）动作方法：站姿准备，双手紧握哑铃或矿泉水瓶，屈肘置于体侧，手臂伸肘上举，再还原到准备姿势（图 4–5）。亦可两侧交替进行。

（2）动作要领：躯干保持稳定，控制动作速度。

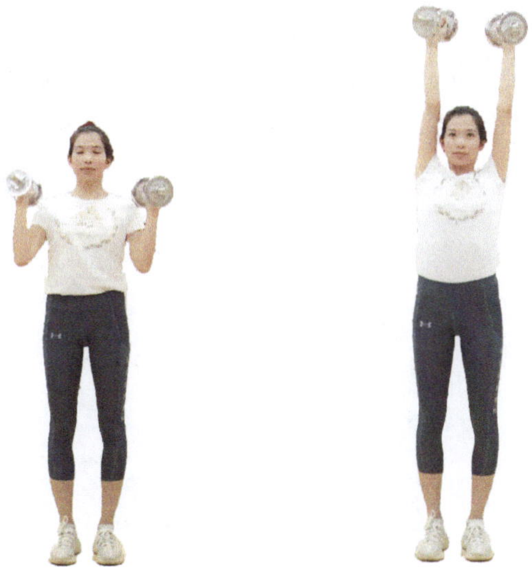

图 4–5　垂直上举

2. 斜向上举（外）

（1）动作方法：站姿准备，双手紧握哑铃或矿泉水瓶，屈肘置于体侧，一侧手臂伸肘向外斜上方 45 度推举（图 4–6），两侧交替进行。亦可双臂同时斜向上举。

（2）动作要领：躯干与另侧手臂保持稳定，控制动作速度。

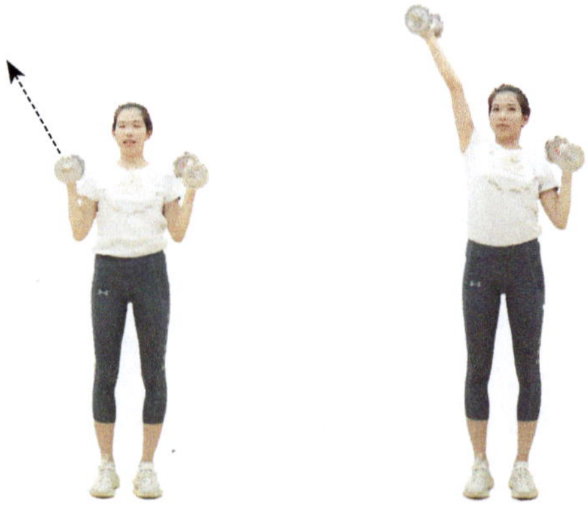

图 4-6 斜向上举（外）

3. 斜向上举（内）

（1）动作方法：站姿准备，双手紧握哑铃或矿泉水瓶，屈肘置于体侧，一侧手臂伸肘向对侧内斜上方 45 度推举（图 4-7）。两侧交替进行。

（2）动作要领：躯干与另侧手臂保持稳定，控制动作速度。

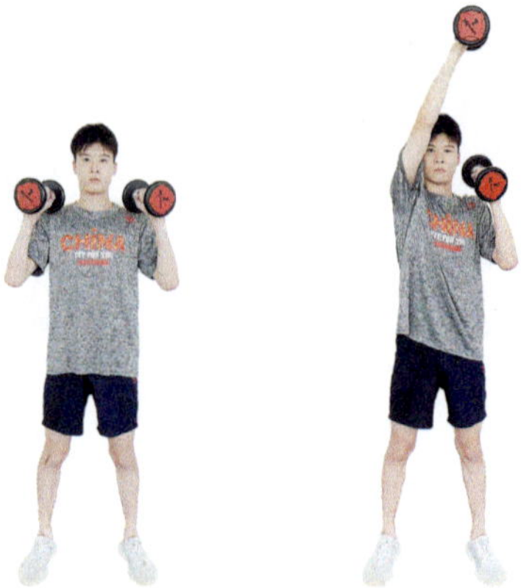

图 4-7 斜向上举（内）

4. 直臂斜方向肩上举

（1）动作方法：站姿准备，双手紧握哑铃或矿泉水瓶，置于体侧，单侧手臂直臂斜方向肩上举（图 4-8）。两侧手臂交替进行。亦可双臂同时直臂斜方向肩上举。

（2）动作要领：控制下降速度，躯干保持稳定。

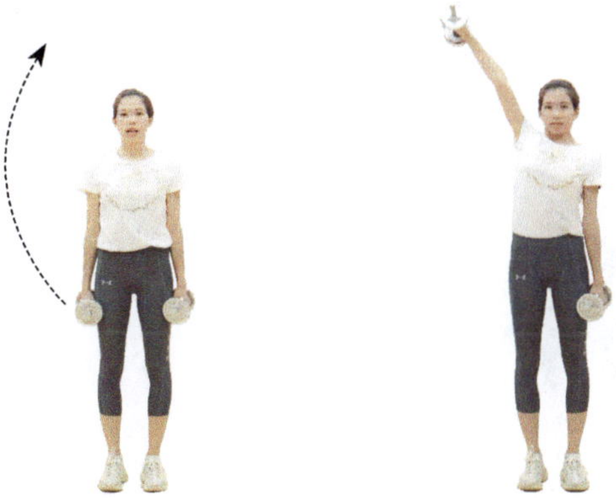

图 4-8　直臂斜方向肩上举

5. 屈肘体侧上提

（1）动作方法：站姿准备，双手紧握哑铃或矿泉水瓶，单侧手臂屈肘上提哑铃或矿泉水瓶置于腰侧，再缓慢还原（图 4-9），两侧交替进行。亦可双臂同时进行。

（2）动作要领：躯干保持稳定。

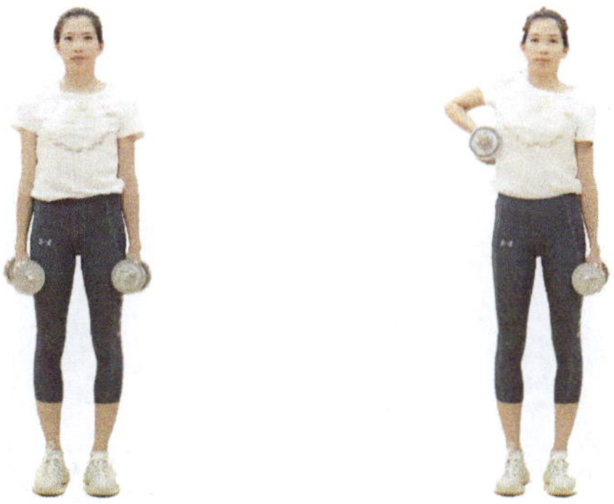

图 4-9　屈肘体侧上提

6. 招财猫

（1）动作方法：站姿准备，双手紧握哑铃或矿泉水瓶，屈肘 90 度，上臂与地面平行，前臂与地面垂直，双手朝上紧握哑铃或矿泉水瓶，肩关节内旋，上臂保持不动，前臂向前平行于地面（图 4-10）。

（2）动作要领：上臂保持不动，避免耸肩。

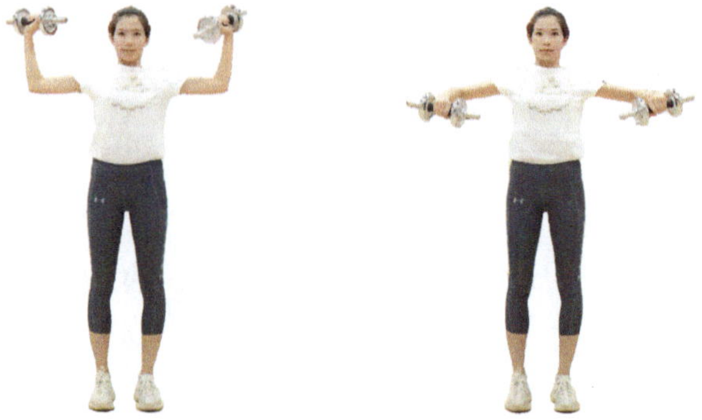

图 4-10　招财猫

7. 阻力正向招财猫

（1）动作方法：站姿准备，将弹力带固定在身体上方，双手紧握弹力带两端，上臂与地面平行，肩关节内旋带动前臂旋转至与地面平行，上臂保持不动（图 4-11）。

（2）动作要领：肩关节内旋带动前臂旋转，避免耸肩。

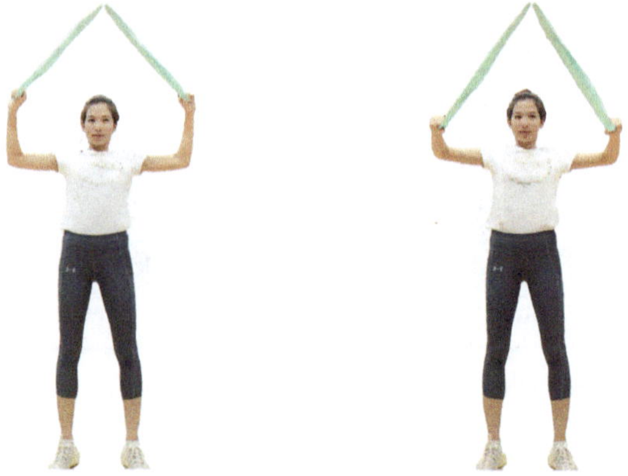

图 4-11　阻力正向招财猫

8. 阻力背向招财猫

（1）动作方法：站姿准备，将弹力带固定在体后上方，双手紧握弹力带两端，上臂与地面平行，肩关节内旋带动前臂旋转至与地面平行，上臂保持不动（图 4–12）。

（2）动作要领：肩关节内旋带动前臂旋转，避免耸肩或躯干前倾。

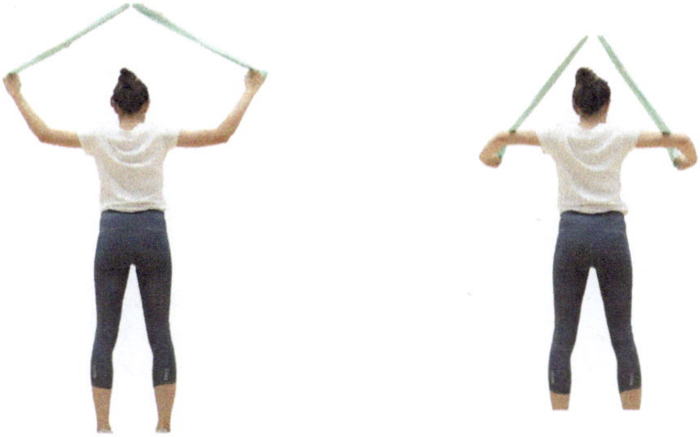

图 4–12　阻力背向招财猫

9. 水平后拉

（1）动作方法：站姿准备，将弹力带固定在体前，双手紧握弹力带两端，掌心朝下，屈肘水平后拉，再伸肘还原（图 4–13）。

（2）动作要领：肩胛骨收缩发力，控制动作速度。

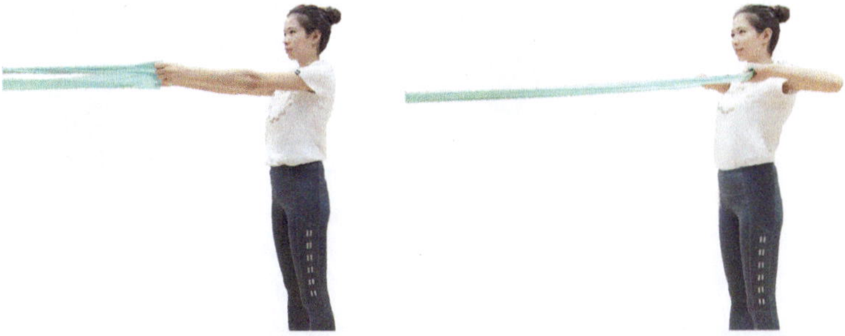

图 4–13　水平后拉

10. 斜上拉

（1）动作方法：站姿准备，将弹力带固定在体前，双手紧握弹力带两端，掌心相对，直臂向斜上方后拉，再直臂还原（图 4–14）。

（2）动作要领：肩胛骨收缩发力，避免过度耸肩。

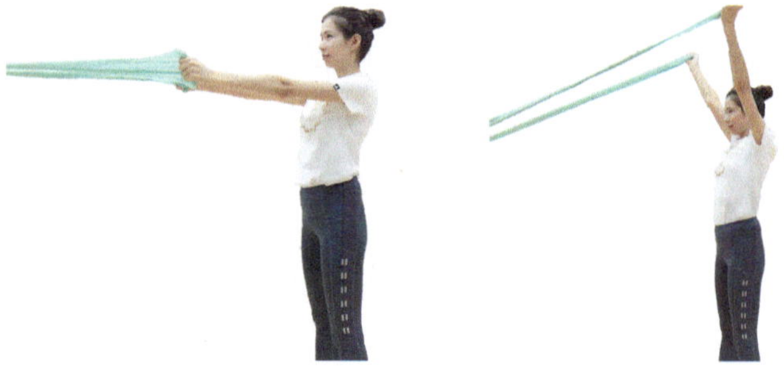

图 4-14　斜上拉

11. 屈肘后拉

（1）动作方法：站姿准备，将弹力带固定在体前，双手紧握弹力带两端，掌心相对，屈肘经腰间向后拉，再伸肘还原（图 4-15）。

（2）动作要领：肩胛骨收缩发力，控制动作速度。

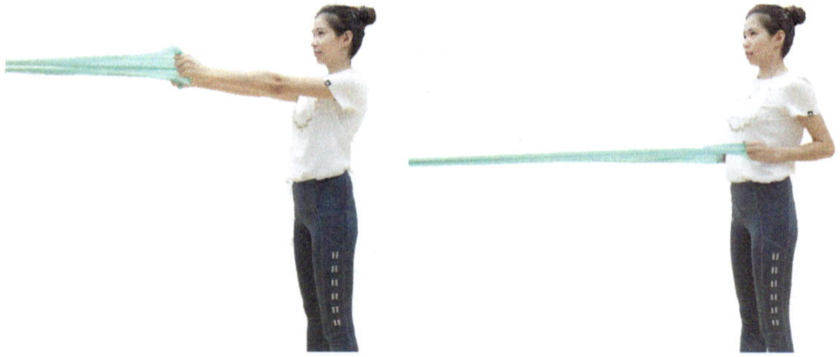

图 4-15　屈肘后拉

12. 肩外旋

（1）动作方法：站姿准备，将弹力带固定在身体一侧，对侧手紧握弹力带一端，屈肘，上臂紧贴体侧，肩外旋带动前臂外展（图 4-16）。两侧交替进行。

（2）动作要领：肩袖肌群发力，躯干保持稳定。

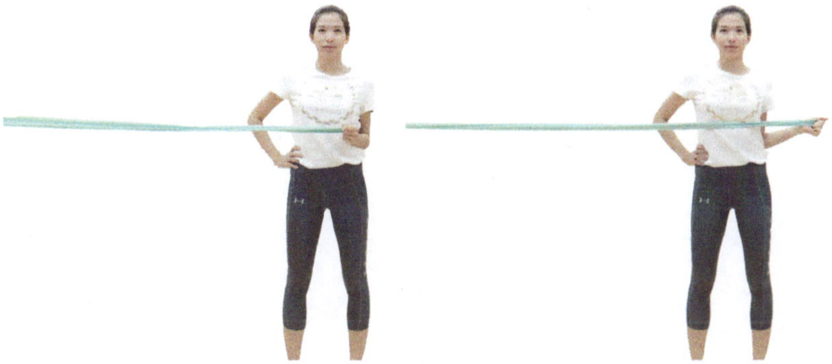

图 4-16　肩外旋

13. 肩内旋

（1）动作方法：站姿准备，将弹力带一端固定在体侧，同侧手紧握弹力带一端，屈肘，上臂紧贴体侧，肩内旋带动前臂内收（图 4–17）。两侧交替进行。

（2）动作要领：肩袖肌群发力，躯干保持稳定。

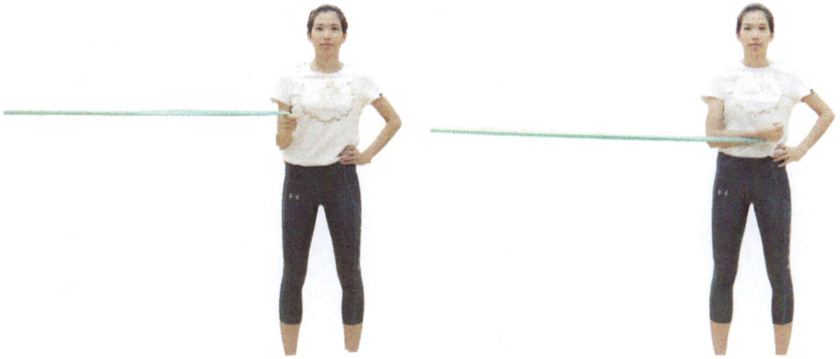

图 4-17　肩内旋

14. Y 后拉

（1）动作方法：站姿准备，将弹力带固定在体前，双手紧握弹力带两端前平举，掌心相对，双臂直臂上举成 Y 字形，再缓慢还原（图 4–18）。

（2）动作要领：上肢和肩袖肌群发力，控制动作速度。

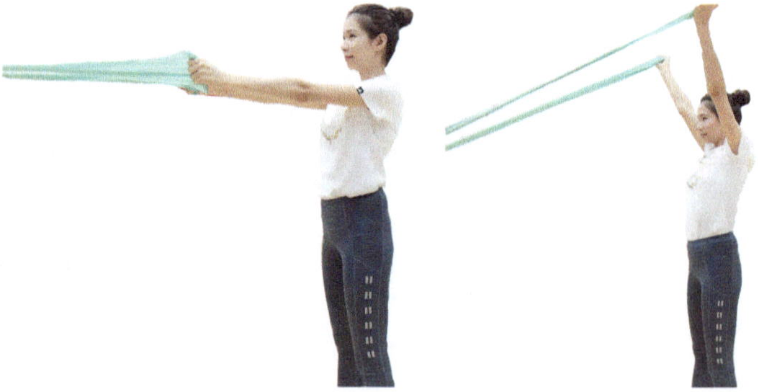

图 4-18　Y 后拉

15.T 后拉

（1）动作方法：站姿准备，将弹力带固定在体前，双手紧握弹力带两端，双臂前平举，掌心相对，双臂直臂外展成 T 字形，再缓慢还原（图 4-19）。

（2）动作要领：肩胛骨收缩发力，躯干保持稳定。

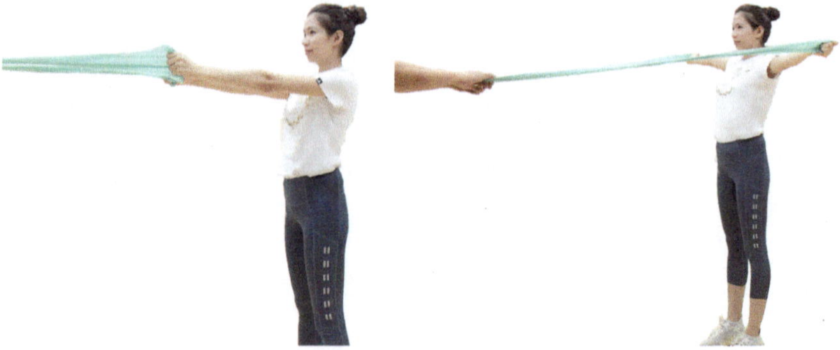

图 4-19　T 后拉

16. I 后拉

（1）动作方法：站姿准备，将弹力带固定在体前，双手紧握弹力带两端，双臂前平举，掌心向下，双臂直臂下拉成 I 字形，再缓慢还原（图 4-20）。

（2）动作要领：肩袖肌群发力，躯干保持稳定。

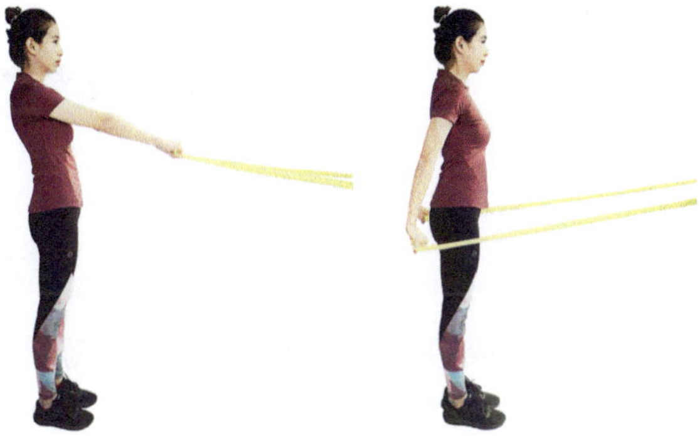

图 4–20　I 后拉

17. 肩袖稳定性激活

（1）动作方法：站姿准备，将弹力带固定在体前，双手紧握弹力带两端，肩袖肌群发力，肩关节外旋带动手臂直臂向后伸展（图 4–21）。

（2）动作要领：躯干保持稳定，肩关节深层肌群发力。

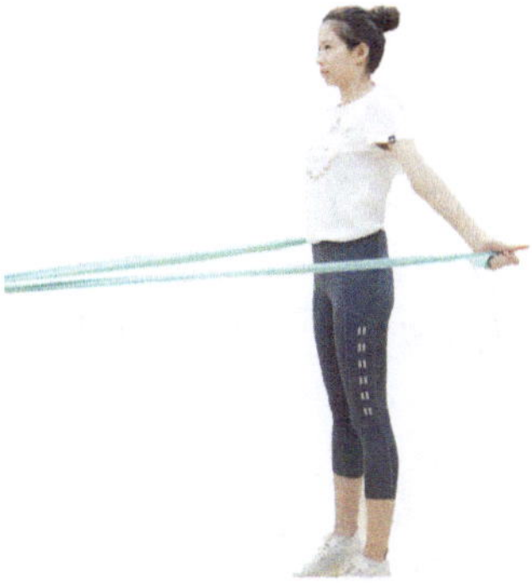

图 4–21　肩袖稳定性激活

18. 跪姿肩胛骨收缩

（1）动作方法：跪姿准备，双手支撑于地面，以双手为支点，肩胛骨内收外展（图 4–22）。

（2）动作要领：肩胛骨收缩运动，肘关节保持不动。

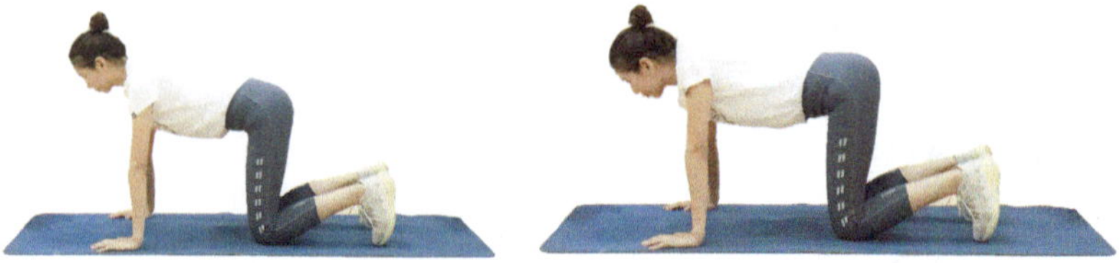

图 4-22　跪姿肩胛骨收缩

19. 仰卧肩胛骨收缩

（1）动作方法：仰卧姿势准备，下肢屈髋屈膝，双足打开同髋宽，双手前平举，掌心相对，肩胛骨内收外展，带动双臂前伸后缩（图 4-23）。

（2）动作要领：肩胛骨收缩，避免腰椎过度前屈。

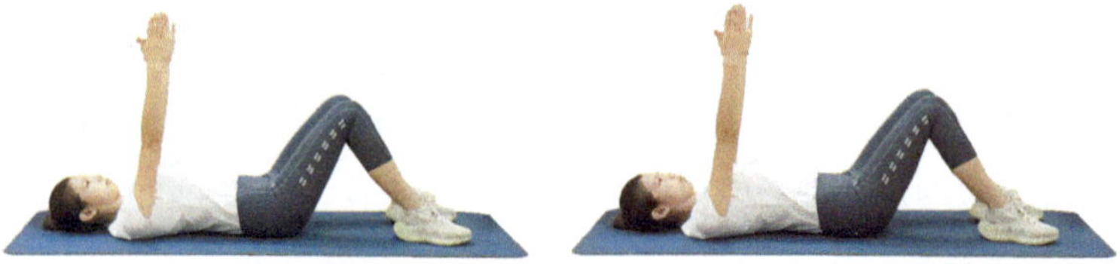

图 4-23　仰卧肩胛骨收缩

20. 瑞士球支撑（站姿）

（1）动作方法：站姿准备，将瑞士球顶在墙面，双手顶在瑞士球上，肩胛骨内收外展（图 4-24）。

（2）动作要领：身体保持稳定，肩胛骨收缩。

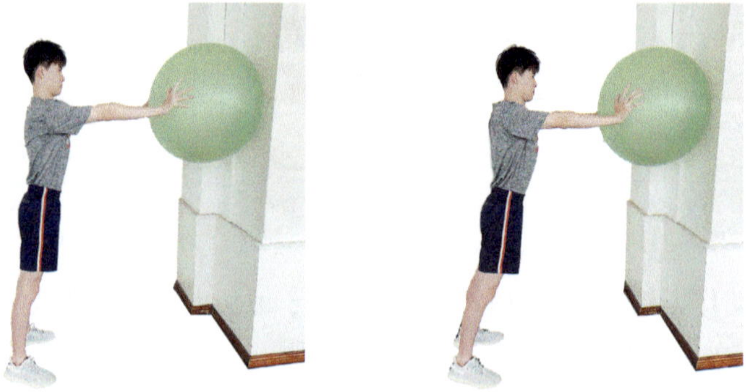

图 4-24　瑞士球支撑（站姿）

21. 药球俯卧支撑

（1）动作方法：俯撑姿势准备，双手支撑于药球上，整个身体成一条直线（图 4–25）。

（2）动作要领：核心肌肉收紧，躯干保持稳定。

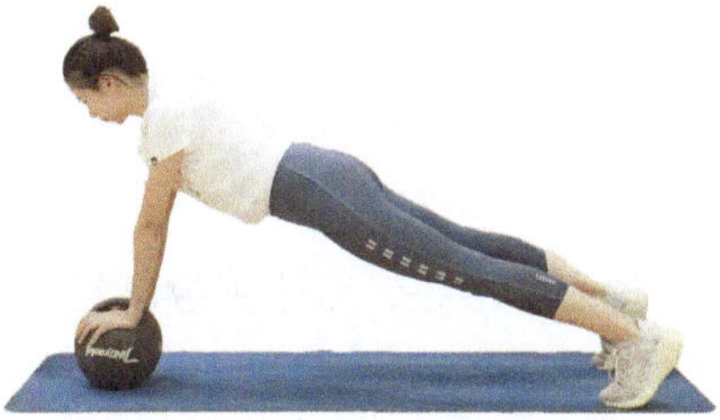

图 4–25　药球俯卧支撑

22. 肩部上举

（1）动作方法：坐姿准备，双手紧握哑铃屈肘置于体侧，控制动作速度完成伸肘肩上举（图 4–26）。

（2）动作要领：肩胛骨收紧上举。

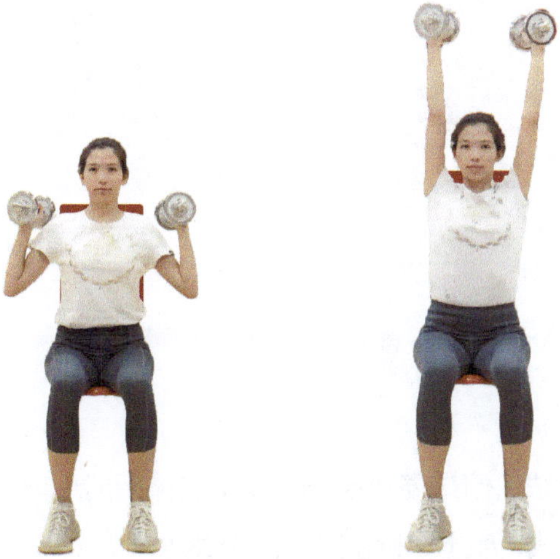

图 4–26　肩部上举

锻炼小贴士

肩关节保持稳定，肩胛骨收缩，肩袖肌群发力，避免耸肩代偿。

三、功能性力量训练

1. 半蹲上举

（1）动作方法：半蹲姿势准备，双手紧握哑铃，伸髋、伸膝，双手同时上举，掌心相对（图 4–27）。

（2）动作要领：上下肢同时发力。

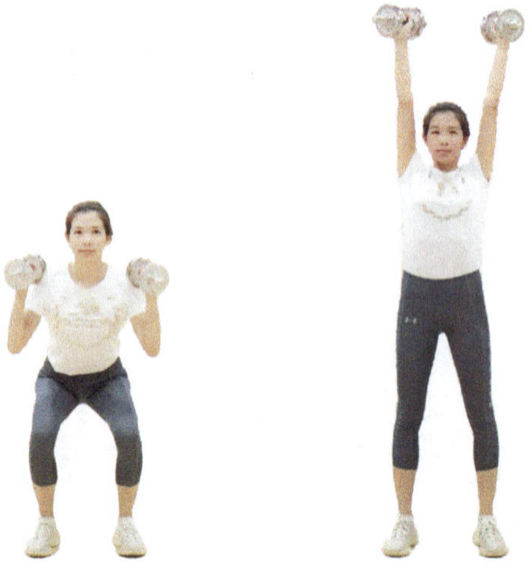

图 4–27　半蹲上举

2. 瑞士球支撑（不稳定界面支撑）

（1）动作方法：俯撑姿势准备，双手支撑于瑞士球上，核心肌肉收紧，整个身体成一条直线，躯干保持稳定（图 4–28）。

（2）动作要领：肩、腕关节保持稳定，减少身体晃动。

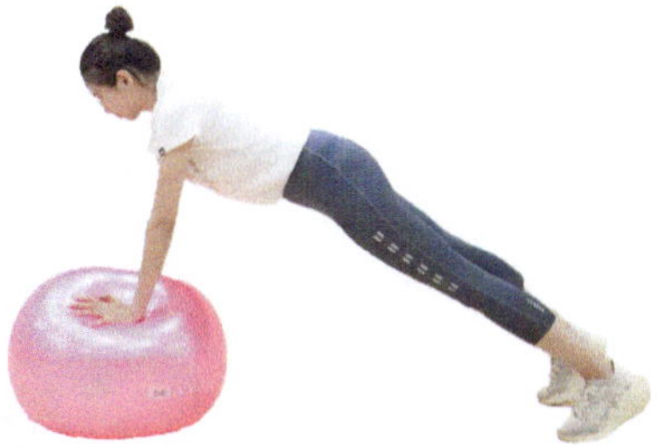

图 4-28　瑞士球支撑（不稳定界面支撑）

3. 哑铃俯撑转体

（1）动作方法：双手紧握哑铃，俯撑准备，一臂支撑，躯干旋转，另一臂上举至与地面垂直（图 4-29）。两侧交替进行。

（2）动作要领：支撑侧肩关节保持稳定，减少躯干晃动。

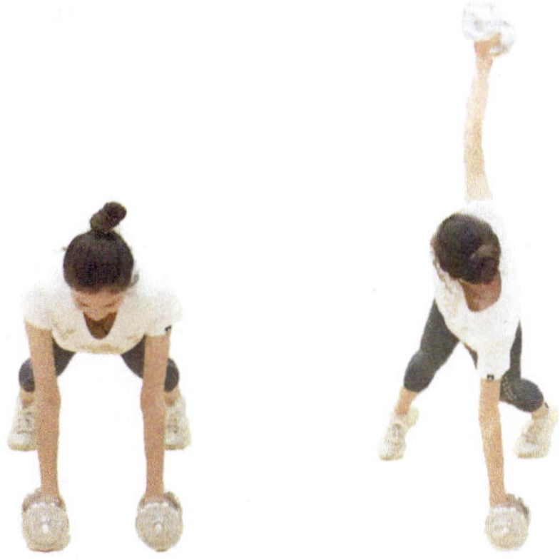

图 4-29　哑铃俯撑转体

4. 单臂上举行走

（1）动作方法：站姿准备，单臂持哑铃上举，另侧手臂持哑铃侧平举，双脚沿直线行走（图 4-30）。两侧交替进行。

（2）动作要领：上举侧手臂支撑稳定。

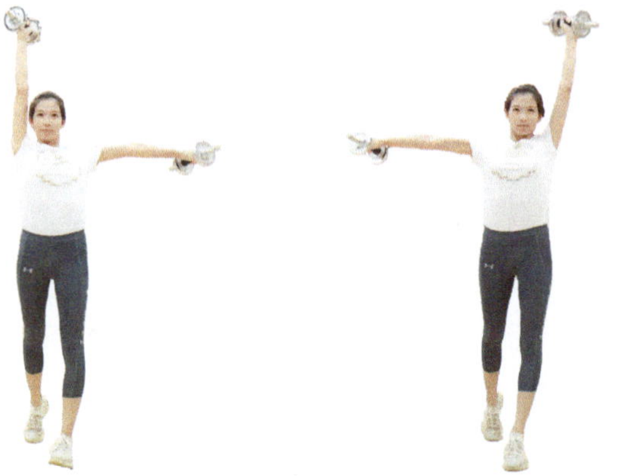

图 4-30　单臂上举行走

5. 壶铃单臂转体

（1）动作方法：仰卧姿势准备，右手置于体侧，左手持壶铃上举，左腿屈膝、屈髋，左侧手臂保持稳定，躯干向右侧转体倾斜（图 4-31）。依此重复进行。右手持壶继续练习。

（2）动作要领：支撑侧肩、肘关节保持稳定。

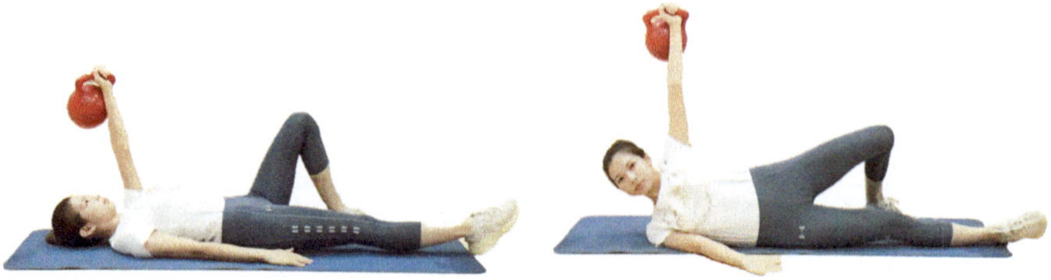

图 4-31　壶铃单臂转体

6. 上抛实心球

（1）动作方法：弓步跪姿准备，双手持药球上举，躯干后仰，双手迅速向前上方用力抛出实心球（图 4-32）。

（2）动作要领：掷出球后，躯干保持稳定。

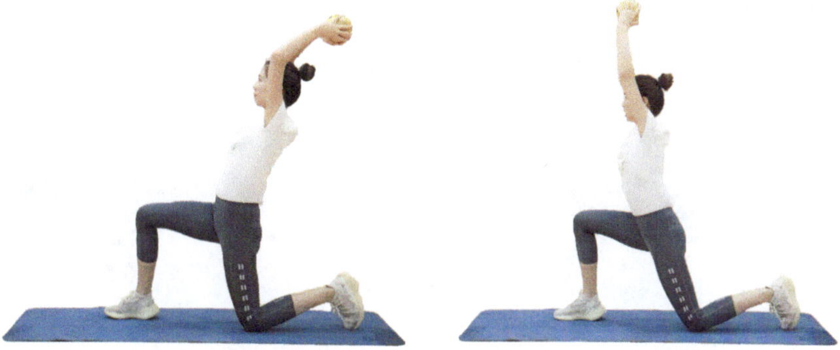

图 4-32　上抛实心球

7. 壶铃高翻

（1）动作方法：半蹲姿势准备，一手叉腰，另一手持壶铃置于体前，伸髋、伸膝，同时持壶铃侧手高翻（图 4-33）。两侧交替进行。

（2）动作要领：动作连贯，持壶铃侧手臂紧贴身体高翻。

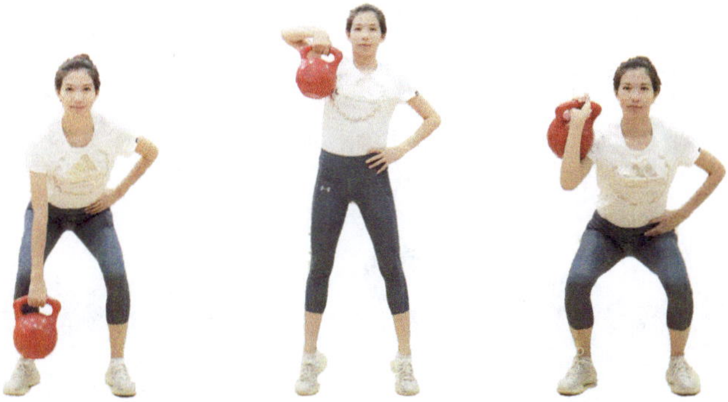

图 4-33　壶铃高翻

8. 瑞士球 Y 上举

（1）动作方法：俯卧在瑞士球上，双手持哑铃准备，掌心相对，肩胛骨收缩，双臂上举成 Y 字形（图 4-34）。

（2）动作要领：肩胛骨收缩，控制动作速度。

9. 瑞士球 W 后展

（1）动作方法：俯卧在瑞士球上，双手持哑铃准备，屈肘，掌心朝下，肩胛骨收缩，双臂向后伸展（图 4–35）。

（2）动作要领：肩胛骨收缩，身体保持稳定。

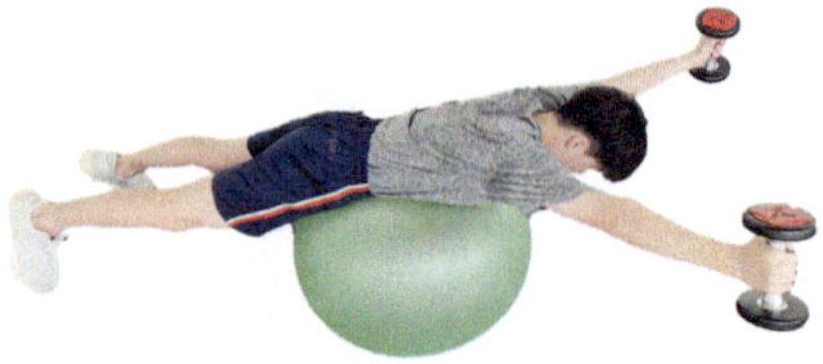

图 4–34　瑞士球 Y 上举

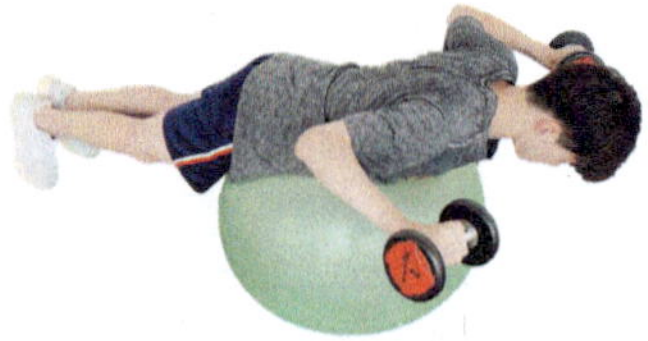

图 4–35　瑞士球 W 后展

10. 瑞士球 I 后伸

（1）动作方法：俯卧在瑞士球上，双手持哑铃准备，肩关节外旋，掌心朝外，肩胛骨收缩，双臂向斜后方伸展（图 4–36）。

（2）动作要领：肩胛骨收缩，肩关节外旋。

11. 瑞士球 T 后伸

（1）动作方法：俯卧在瑞士球上，双手持哑铃准备，掌心朝下，肩胛骨收缩，双臂水平后伸（图 4–37）。

（2）动作要领：肩胛骨收缩，控制动作速度。

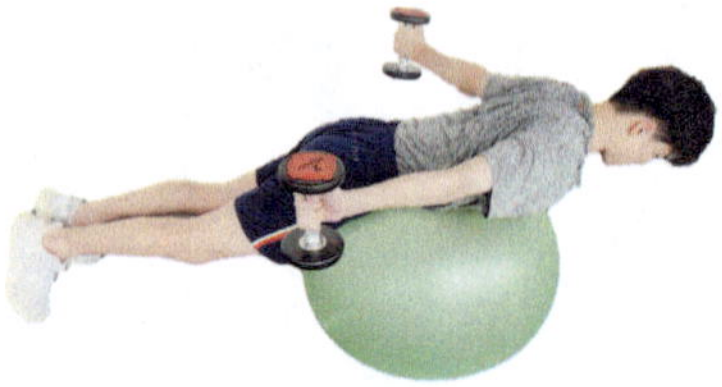

图 4–36　瑞士球 I 后伸

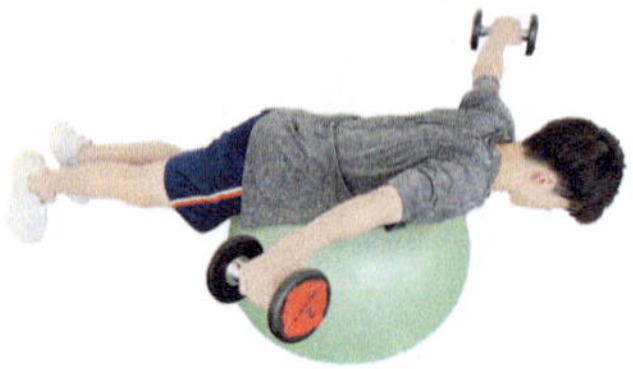

图 4–37　瑞士球 T 后伸

12. 跪姿瑞士球前推

（1）动作方法：跪姿准备，肘关节支撑于瑞士球上，前锯肌发力，肘关节前推（图 4–38）。

（2）动作要领：前锯肌发力，躯干保持稳定。

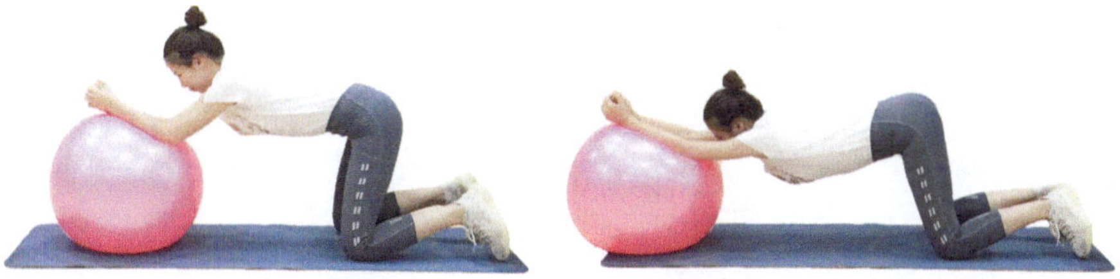

图 4-38　跪姿瑞士球前推

锻炼小贴士

进行肩关节功能性力量训练时，需要募集多个肌群和多个关节共同参与，充分激活深层肌群和弱链肌群。

四、恢复再生训练

1. 背阔肌拉伸

（1）动作方法：跪姿准备，躯干前倾，一侧手掌心朝上沿地面向前伸展，另侧手掌心朝下放于对侧手掌心（图 4–39）。

（2）动作要领：身体侧倾，双手充分向前延伸。

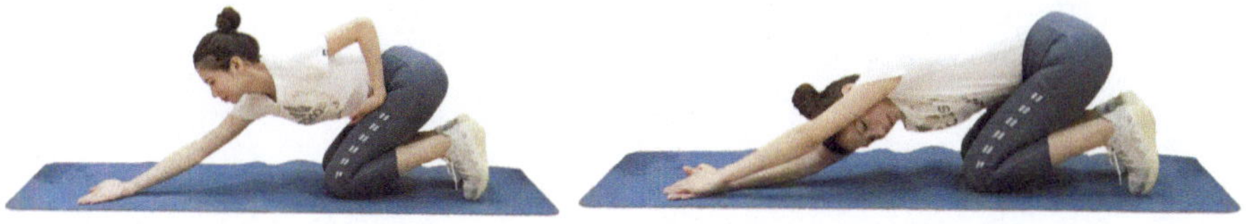

图 4-39　背阔肌拉伸

2. 胸大肌拉伸

（1）动作方法：站姿弓步准备，靠墙侧手臂屈肘贴于墙面，躯干向对侧旋转（图 4–40）。两侧交替进行。

（2）动作要领：加大弓步距离和胸椎旋转幅度，以提高拉伸强度。

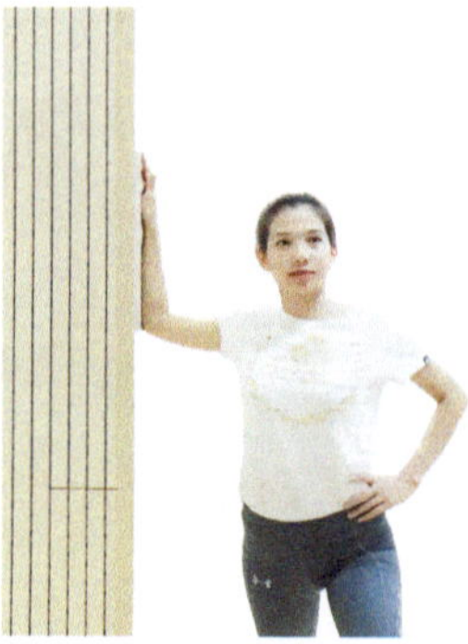

图 4-40　胸大肌拉伸

3. 三角肌拉伸

（2）动作方法：坐姿盘腿准备，左臂直臂经胸前向右内收，右臂屈肘，前臂置于左臂外侧，拉动并向右发力（图 4-41）。两侧交替进行。

（2）动作要领：躯干保持稳定，加大力度以提高拉伸强度。

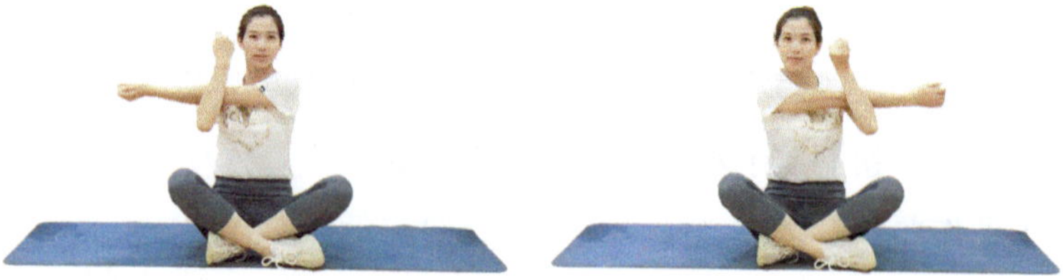

图 4-41　三角肌拉伸

4. 肱二头肌拉伸

（1）动作方法：坐姿准备，双手向后延伸，指尖朝后，臀部抬离地面向足跟方向移动，增加拉伸幅度（图 4-42）。

（2）动作要领：双手手指向后。

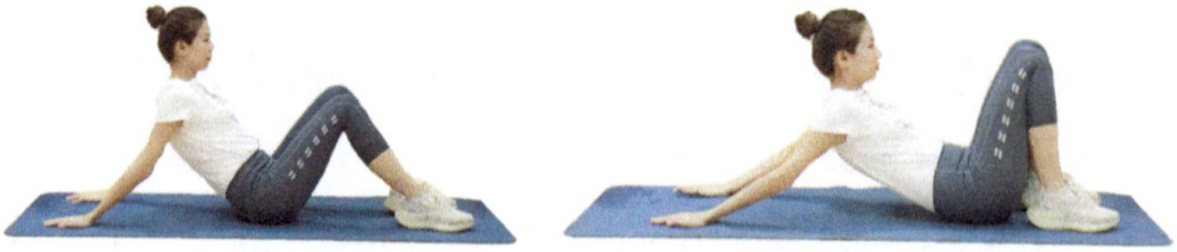

图 4-42　肱二头肌拉伸

5. 肱三头肌拉伸

（1）动作方法：坐姿盘腿准备，左臂屈肘，左手放于背部肩胛骨上方，右手抓住左侧肘关节向右拉伸（图 4–43）。两侧交替进行。

（2）动作要领：躯干保持稳定。

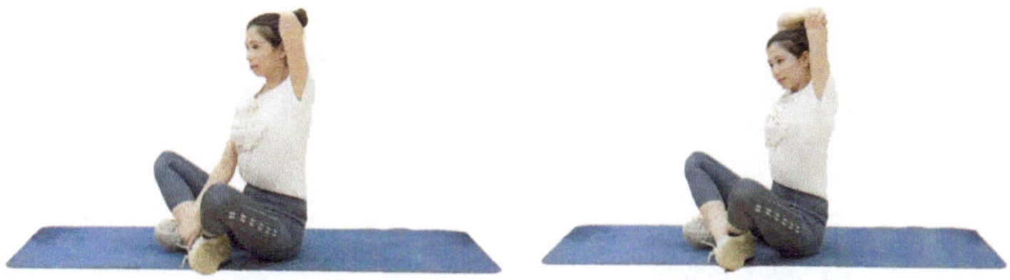

图 4-43　肱三头肌拉伸

6. 肩胛下肌拉伸

（1）动作方法：坐姿盘腿准备，右手手背放于腰侧，左手抓住右手肘关节向左施加拉力（图 4–44）。两侧交替进行。

（2）动作要领：循序渐进加大拉伸力度。

7. 肩旋内肌拉伸

（1）动作方法：坐姿准备，下肢屈髋屈膝，双足打开比肩宽，双手手背放于腰侧，肘关节放于膝关节内侧，两侧腿向内发力，加大肘关节内收力度（图 4–45）。

（2）动作要领：肩内收，含胸，加大肩旋内肌内收力度。

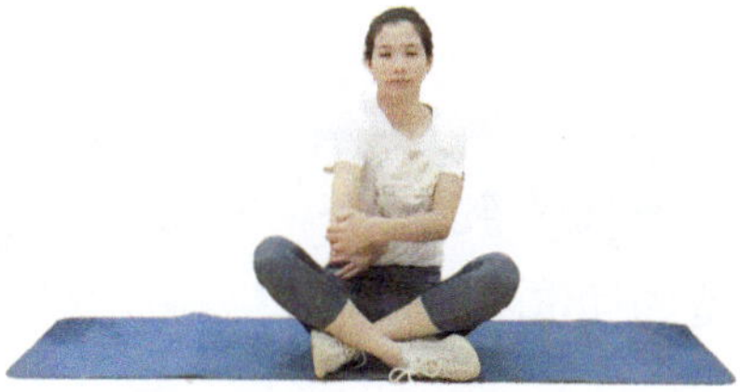

图 4-44　肩胛下肌拉伸

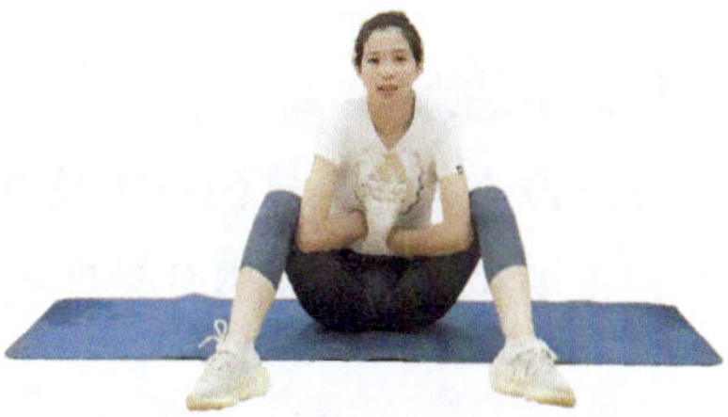

图 4-45　肩旋内肌拉伸

8. 肩部筋膜松解

（1）动作方法：坐姿盘腿准备，将按摩球放于胸大肌或胸小肌止点，进行按压松动（图 4–46）。

（2）动作要领：将球向内按压进行松解。

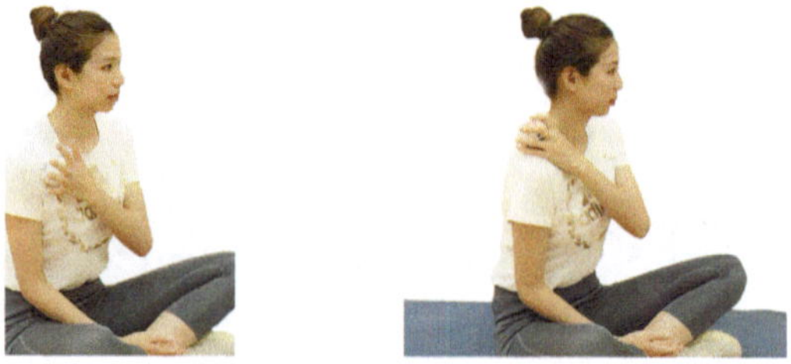

图 4–46　肩部筋膜松解

9. 背阔肌松解

（1）动作方法：仰卧姿势准备，将泡沫轴放于背阔肌下，双足着地，屈髋、屈膝，进行按摩松解（图 4–47）。

（2）动作要领：躯干倾斜，根据背阔肌肌肉分布进行滚动松解。

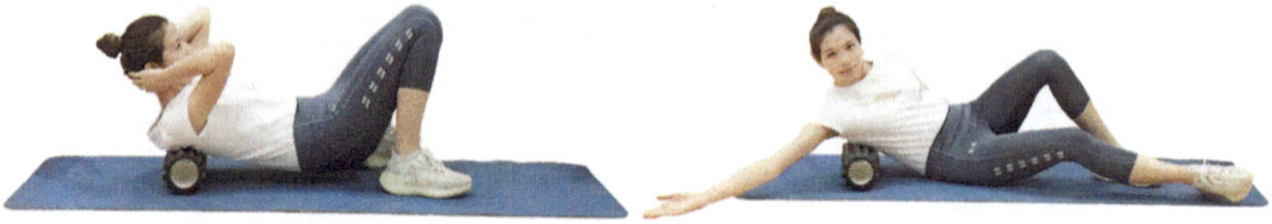

图 4–47　背阔肌松解

锻炼小贴士

自主静态拉伸需要配合呼吸节奏，吸气时静止保持，呼气时再次加大拉伸力度和幅度。要避免过度拉伸造成拉伤。

肩部损伤预防训练方案

活动度训练——俯身开臂	活动度训练——肩关节绕环
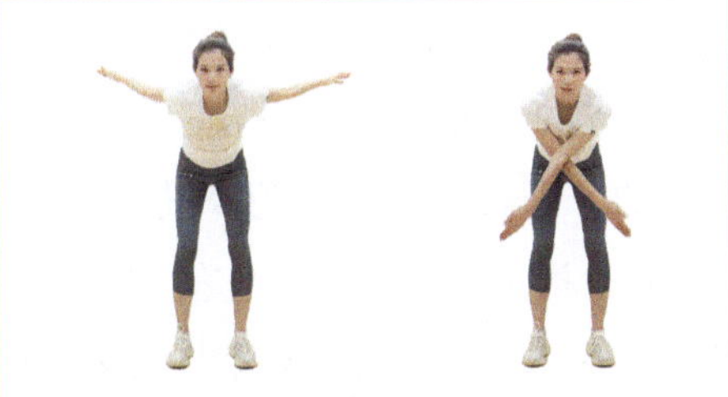	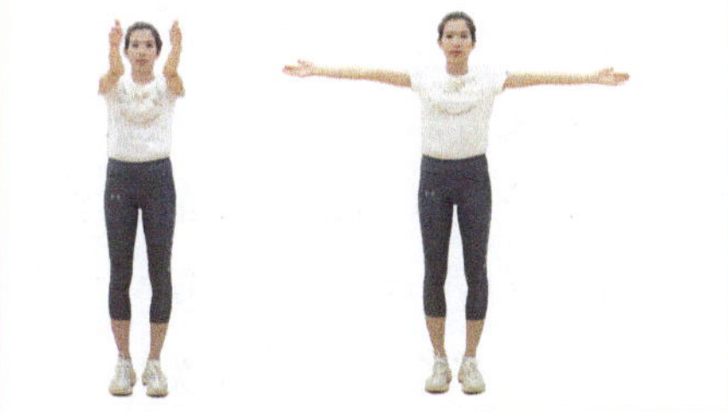
肌肉激活与稳定性训练——垂直上举	肌肉激活与稳定性训练——招财猫
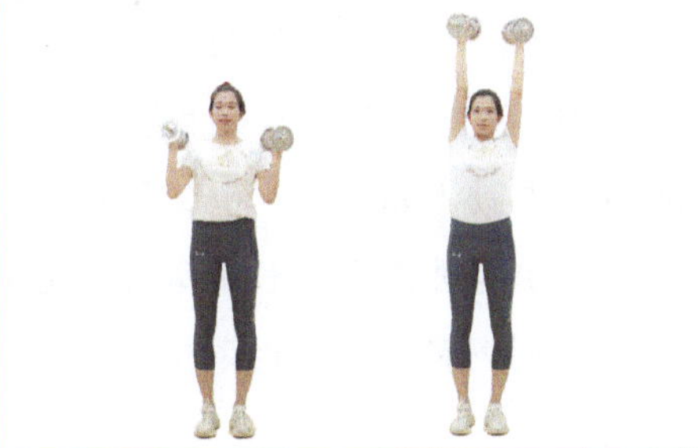	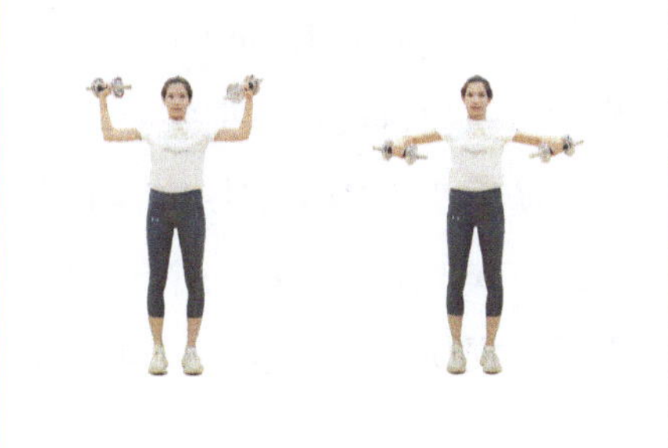
肌肉激活与稳定性训练——水平后拉	肌肉激活与稳定性训练——肩外旋
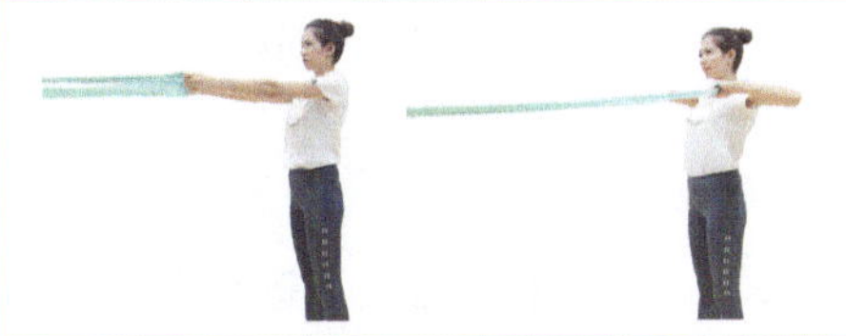	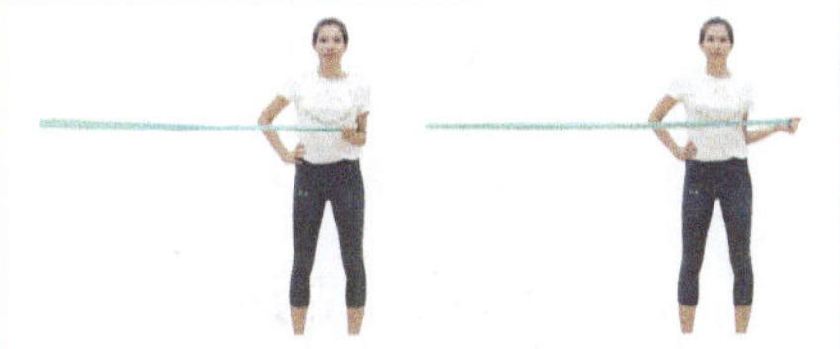
功能性力量训练——瑞士球 I 后伸	功能性力量训练——瑞士球 W 后展
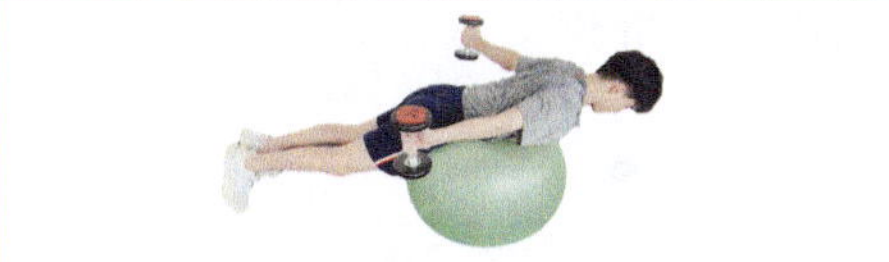	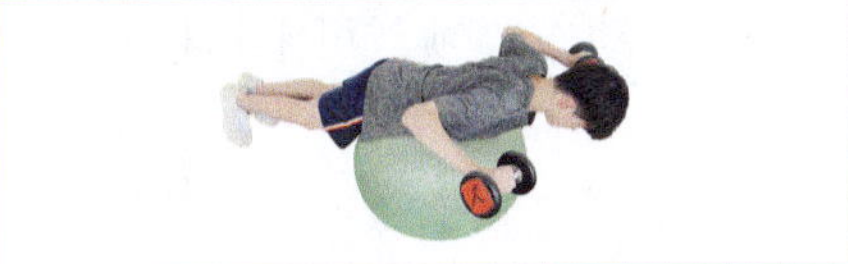
功能性力量训练——不稳定界面支撑	功能性力量训练——壶铃单臂转体
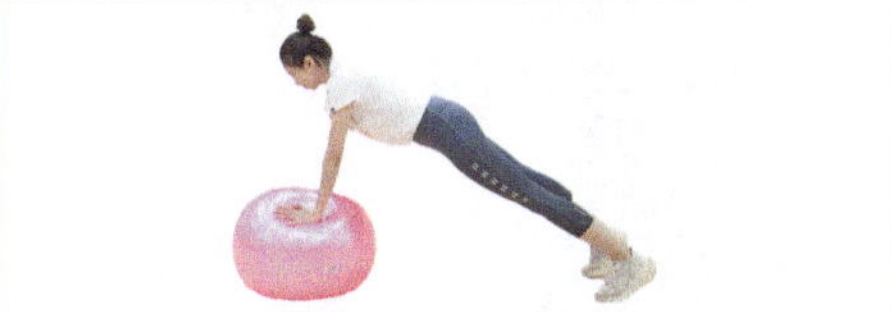	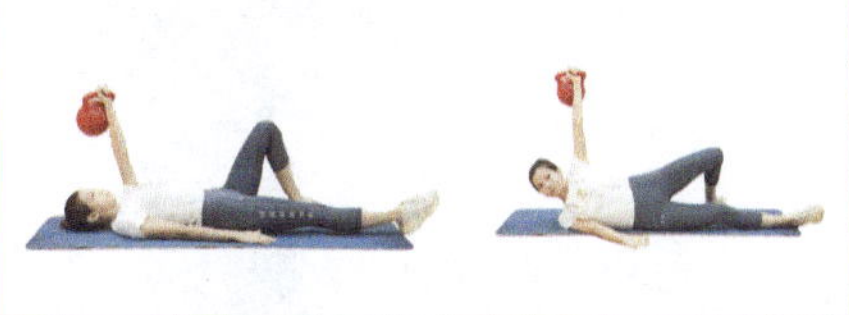
锻炼负荷：关节活动度 4 × 8 拍 / 组；肌肉激活与稳定性训练 15 次 / 组，根据不同年龄段可安排 3 ~ 6 组	

扫一扫

第二节　腕关节损伤的预防训练

腕关节是完成上肢功能的主要结构之一。从结构上讲，腕关节是指由桡骨的腕关节面和尺骨头下方的关节盘组成的关节窝，与手舟骨、月骨和三角骨的近侧关节面组成的关节头构成的，即桡腕关节。但从功能上讲，腕关节实际应包括桡腕关节、腕骨间关节及桡尺远侧关节，它们在运动上是统一的，三个关节相互关连（除拇指的腕掌关节外）。腕关节的运动由很多条肌肉控制，这些肌肉又可分为伸肌群和屈肌群。腕关节损伤包括关节扭伤、肌肉挫伤和韧带撕裂等损伤类型。虽然腕关节损伤在青少年运动损伤中所占比例较低，但它一旦发生会严重限制青少年的运动能力。

预防青少年腕关节损伤，通常采取佩戴护具（如支具、手套和防护垫等）的方式。除此之外，进行加强腕关节活动度和肌群稳定性的锻炼也是预防腕关节损伤的有效途径。腕关节损伤的具体锻炼方法和训练方案如下。

一、活动度训练

腕关节绕环

（1）动作方法：站姿准备，双手交叉十指相扣，腕关节进行环形绕动（图 4–48）。

（2）动作要领：可十指松开，增加绕动幅度。

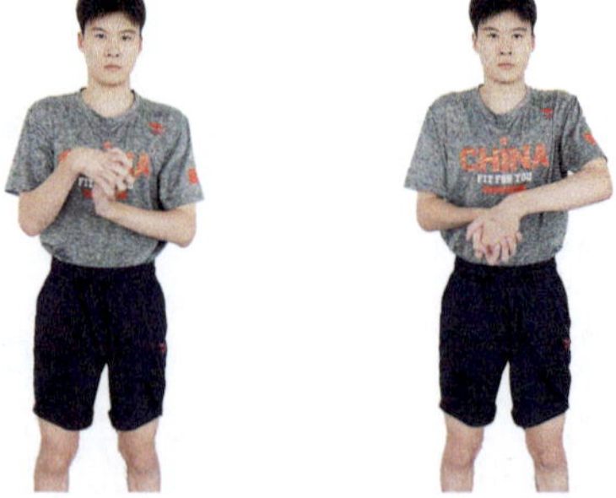

图 4–48　腕关节绕环

锻炼小贴士

腕关节进行顺时针和逆时针的绕环，避免出现肘关节代偿和耸肩代偿。

二、肌肉激活与稳定性训练

1. 弹力带屈腕

（1）动作方法：站姿准备，在身体正前方将弹力带固定，双手紧握弹力带两端，掌心朝上，腕关节弯屈，再缓慢还原（图 4–49）。

（2）动作要领：控制动作速度。

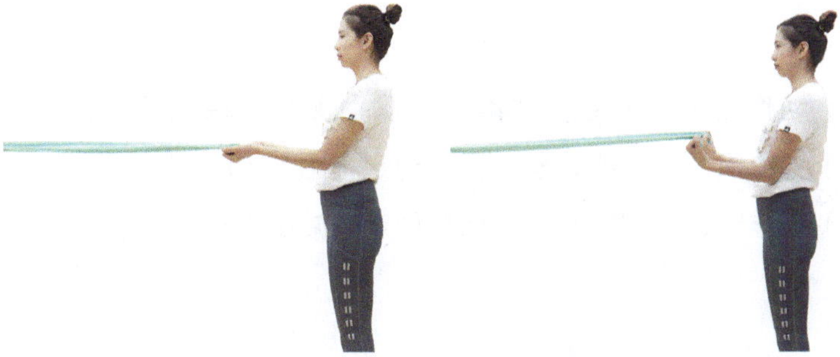

图 4–49　弹力带屈腕

2. 弹力带伸腕

（1）动作方法：站姿准备，在身体正前方将弹力带固定，双手紧握弹力带两端，掌心朝下，腕关节后伸，再缓慢还原（图 4–50）。

（2）动作要领：控制动作速度。

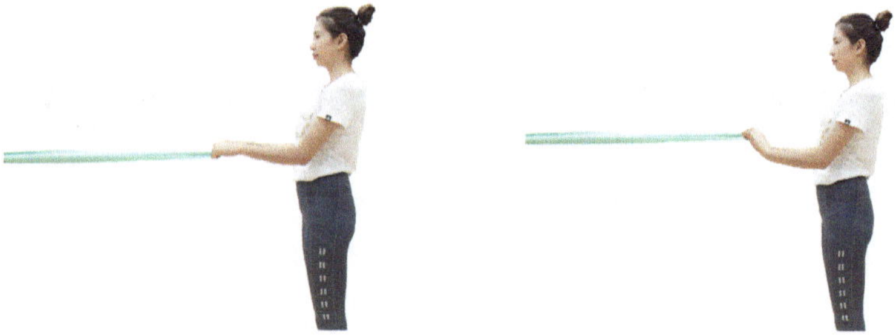

图 4-50　弹力带伸腕

锻炼小贴士

腕关节肌群激活中，上臂与前臂夹角保持不动，注意腕关节要抗阻屈伸。

三、功能性力量训练

1. 瑞士球支撑（不稳定界面支撑）

（1）动作方法：俯卧姿势准备，双手支撑于瑞士球上，核心肌肉收紧，整个身体成一条直线，躯干保持稳定（图 4-51）。

（2）动作要领：肩、腕关节保持稳定，减少身体晃动。

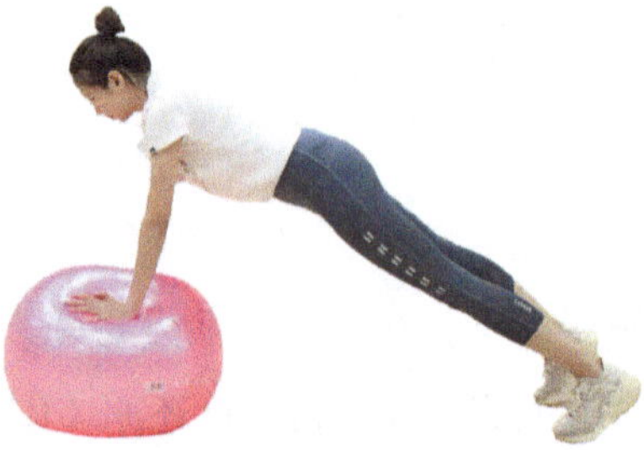

图 4-51　瑞士球支撑（不稳定界面支撑）

2. 四维对抗腕屈伸

（1）动作方法：站姿准备，在身体正前方将弹力带固定，双手紧握弹力带两端，腕关节进行屈伸练习，同时对抗不同方向的弹力带阻力（图 4–52）。

（2）动作要领：增大阻力和改变弹力带方向，加大抗阻难度。

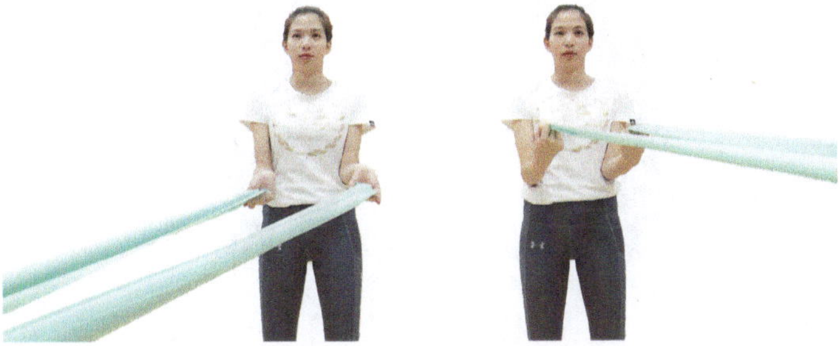

图 4–52　四维对抗腕屈伸

3. 抗阻伸腕 ①

（1）动作方法：站姿准备，一侧手紧握哑铃或哑铃杆，掌心向下，腕关节纵向屈伸（图 4–53）。两侧交替进行。

（2）动作要领：腕关节纵向运动时应避免肘关节旋转代偿。

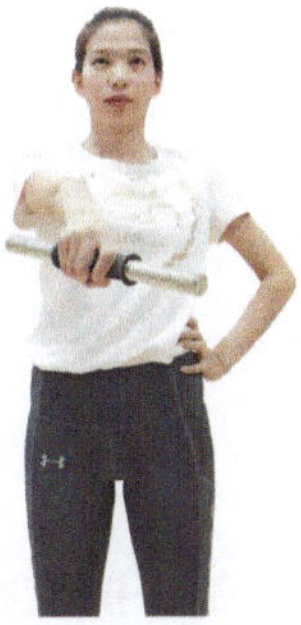

图 4–53　抗阻伸腕 ①

4. 抗阻伸腕②

（1）动作方法：站姿准备，一侧手紧握哑铃或哑铃杆，掌心朝内，腕关节侧向屈伸（图4–54）。

（2）动作要领：腕关节侧向运动时应避免肘关节旋转代偿。

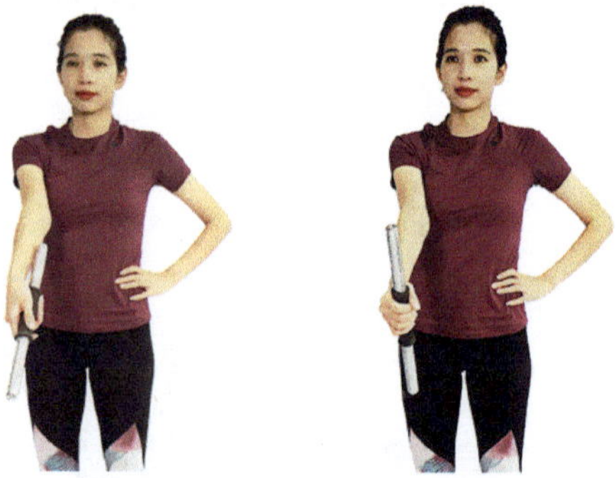

图4–54　抗阻伸腕②

5. 抗阻旋转

（1）动作方法：站姿准备，一侧手持哑铃或哑铃杆，腕关节进行顺时针、逆时针旋转（图4–55）。

（2）动作要领：腕关节旋转时应避免肘关节旋转代偿。

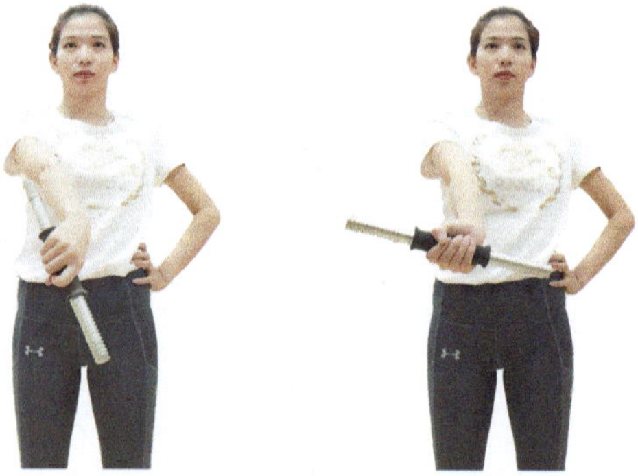

图4–55　抗阻旋转

锻炼小贴士

肩关节保持稳定，前臂和腕关节发力抗阻。

四、恢复再生训练

1. 腕伸肌拉伸

（1）动作方法：站姿准备，右臂前平举，掌心朝下，左手向内下压右手手背（图 4–56）。两侧交替进行。

（2）动作要领：手臂伸直，下压手背。

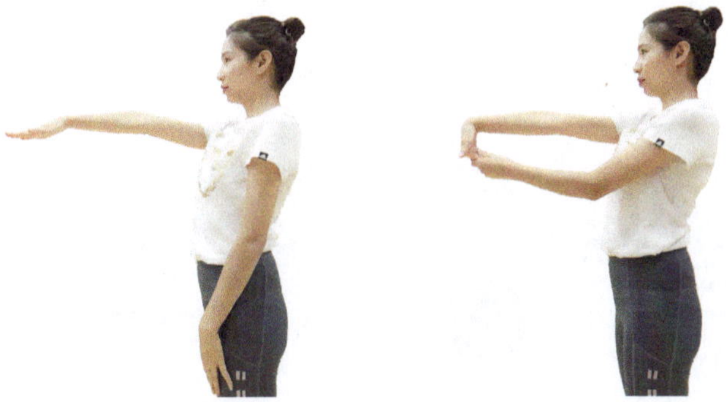

图 4–56　腕伸肌拉伸

2. 腕屈肌拉伸

（1）动作方法：站姿准备，右臂前平举，掌心朝上，左手向后下压右手手指（图 4–57）。两侧交替进行。

（2）动作要领：手臂伸直，肩关节上提，加大腕关节拉伸幅度。

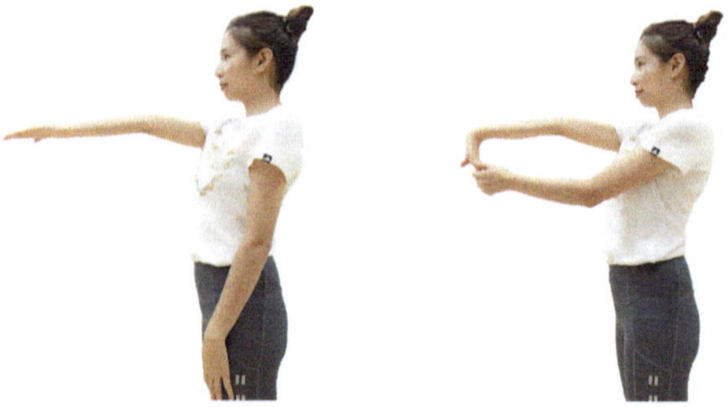

图 4-57　腕屈肌拉伸

3. 腕部肌群松解

（1）动作方法：坐姿准备，将手臂放于凳上，用按摩球在腕部滚动，对腕部肌群进行松解（图 4-58）。两侧交替进行。

（2）动作要领：逐渐增加按摩力度。

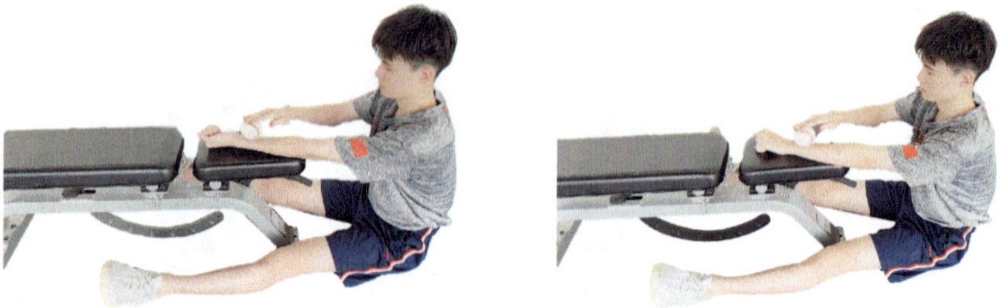

图 4-58　腕部肌群松解

锻炼小贴士

腕关节周围肌群小而精，拉伸时可适度加大拉伸幅度和增加拉伸时间。

腕关节损伤预防训练方案

活动度训练——腕关节绕环	肌肉激活与稳定性训练——腕关节屈伸
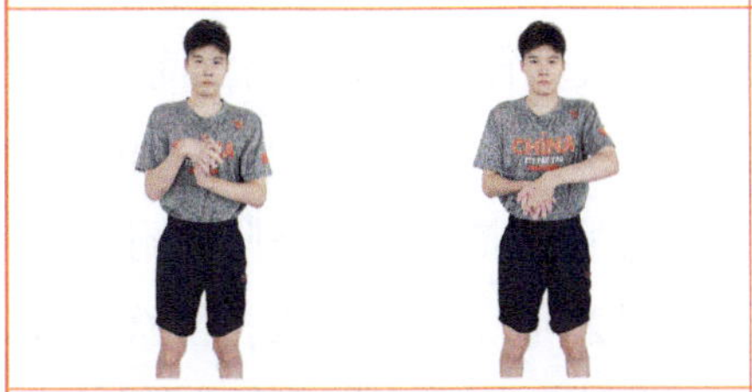	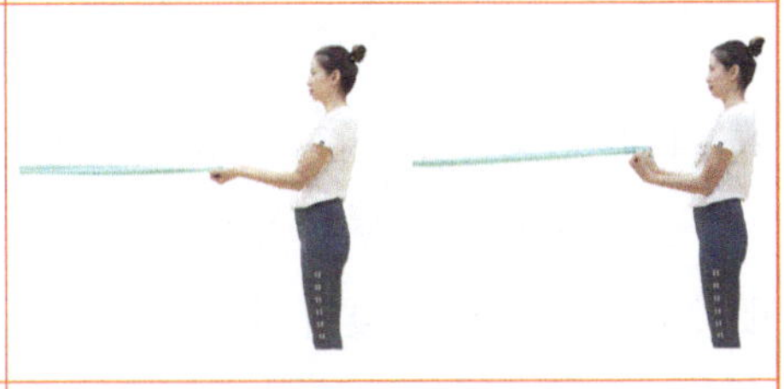
功能性力量训练——瑞士球支撑（不稳定界面支撑）	功能性力量训练——抗阻伸腕①
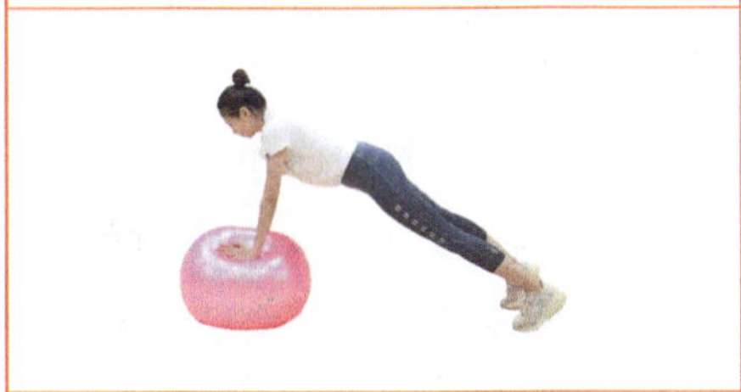	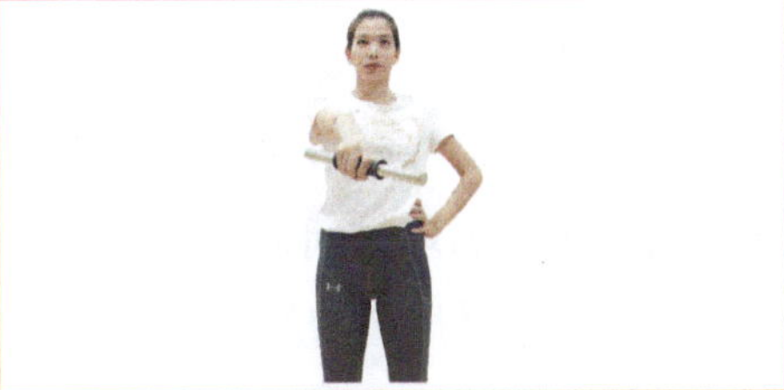
功能性力量训练——抗阻旋转	恢复再生训练——腕屈肌拉伸
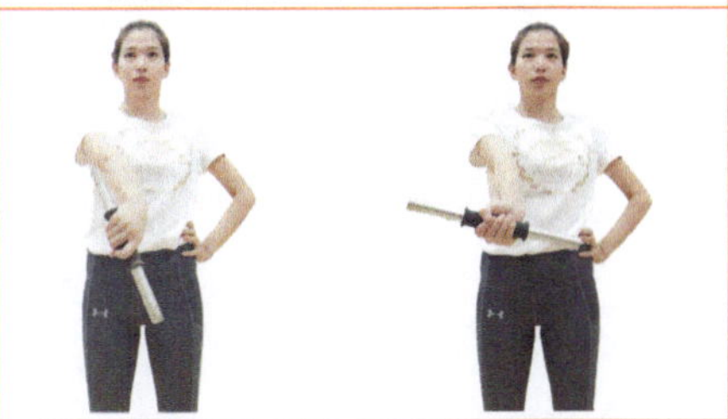	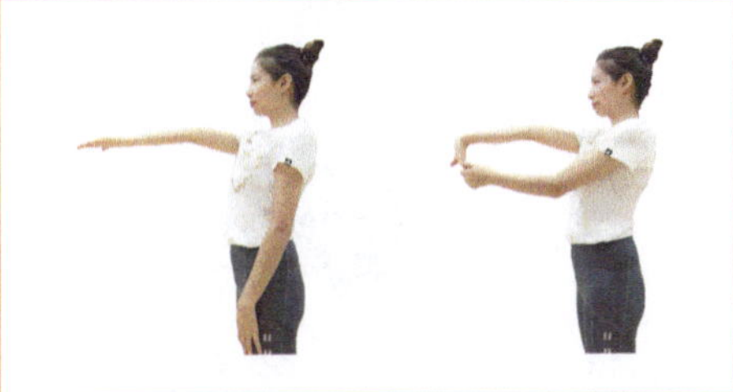
恢复再生训练——腕伸肌拉伸	恢复再生训练——腕部肌群松解
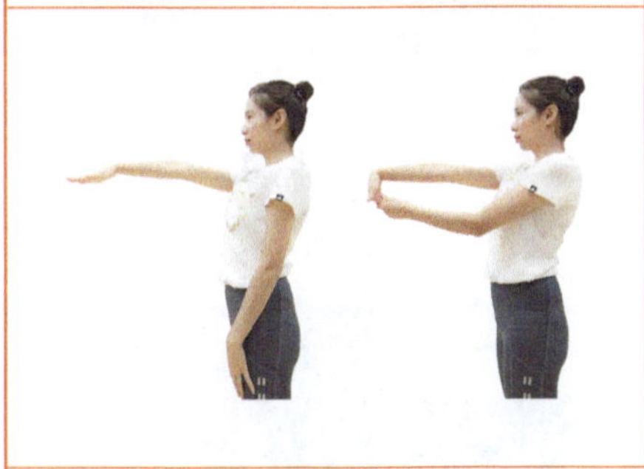	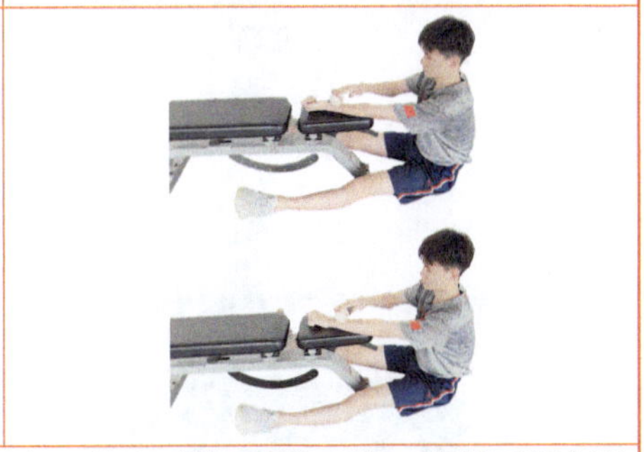
锻炼负荷：动态动作 4×8 拍 /（侧·组），静态动作 30 秒 / 组，根据不同年龄阶段安排 3 ～ 6 组	

说明：腕关节屈伸即本节中弹力带屈腕和弹力带伸腕的组合动作。

扫一扫

第三节　腰椎损伤的预防训练

腰椎是指构成脊柱腰段的椎骨，共有 5 块。脊柱由椎骨借椎间盘、关节及韧带紧密连结而成，其作用是保护脊髓和神经根，支持身体，传递重力，参与胸腔、腹腔和盆腔的构成。同时，它也是一些骨骼肌的附着部。腰椎周围肌群包括腹直肌、腹内斜肌、腹外斜肌、下后锯肌、腰髂肋肌、腰方肌、多裂肌和背阔肌等，起到使躯干支撑稳定和动力链协同发力的作用。腰椎在青少年进行各种运动时起到保持身体稳定和力量传导的作用。

很多腰椎损伤都是由于腰椎弯曲代偿引起的，如抬起重物时，没有做好姿势保持，腰椎弯曲代偿引起腰椎疼痛。错误的生物力线和动作模式长期不纠正还会出现椎间盘突出、椎间盘受压迫等现象（图 4–59）。腰椎出现损伤，很容易压迫神经，导致下肢或全身有麻木感，甚至会造成严重的行动不便。

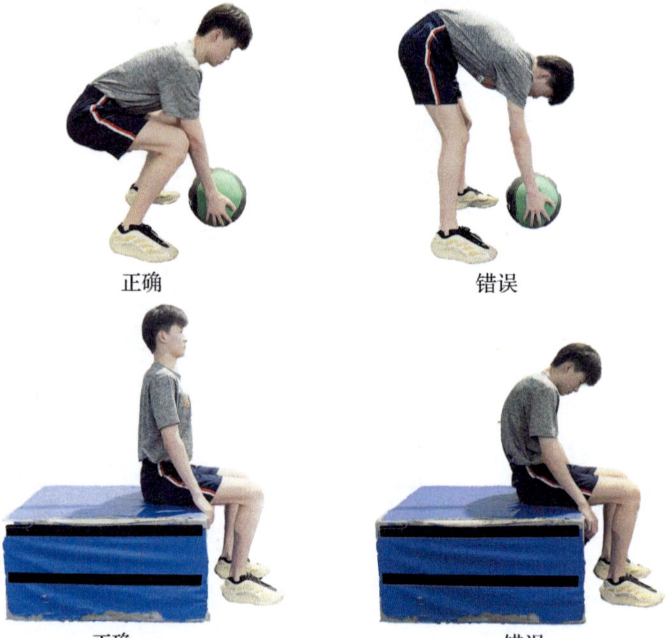

图 4–59　错误的生物力线和动作模式对腰椎的作用

预防腰椎损伤，首先，需要保持良好的身体姿态，建立正确的脊柱或腰椎的身体姿势；其次，要加强腰椎周围肌肉的力量和稳定性，保持腰椎稳定支撑作用，减少代偿发力，为力量传导建立桥梁；最后，要注重改善腰椎周围髋关节、胸椎的灵活度及髋关节、骨盆位置姿势，很多腰椎损伤往往都是因为连锁效应造成的。腰椎损伤的具体锻炼方法和训练方案如下。

一、活动度训练

1. 屈腿旋转

（1）动作方法：仰卧屈腿准备，将瑞士球夹在双腿之间抬起，双臂于体侧展开紧贴地面，腰椎旋转摆动下肢（图 4–60）。

（2）动作要领：胸椎紧贴地面，腰椎转动。

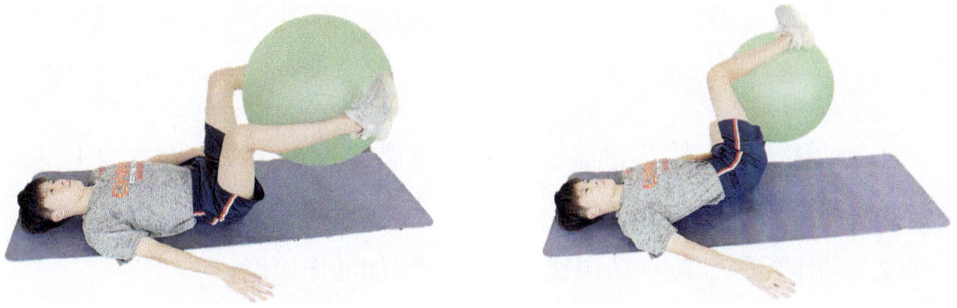

图 4–60　屈腿旋转

2. 腰方肌拉伸（拉伸腿）

（1）动作方法：坐姿准备，双腿伸直打开，右腿屈膝内收，左臂置于体前，躯干向左倾斜，右手抓住左足尖（图 4–61）。两侧交替进行。

（2）动作要领：伸出腿要伸直，躯干侧倾，骨盆贴紧地面。

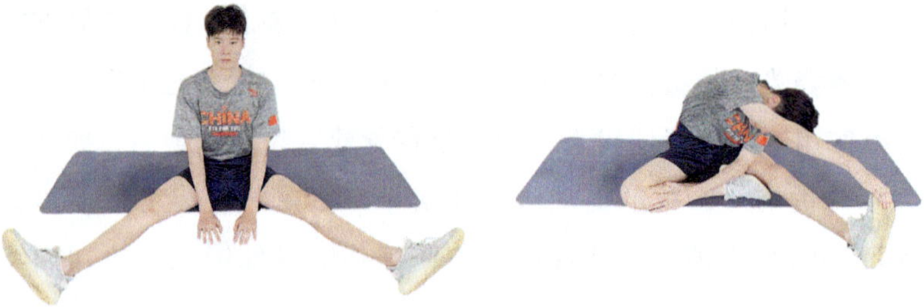

图 4-61　腰方肌拉伸（拉伸腿）

3. 前屈抱腿

（1）动作方法：坐姿准备，屈膝盘腿，躯干弯屈前倾下压（图 4–62）。

（2）动作要领：脊柱弯屈，使腰椎放松。

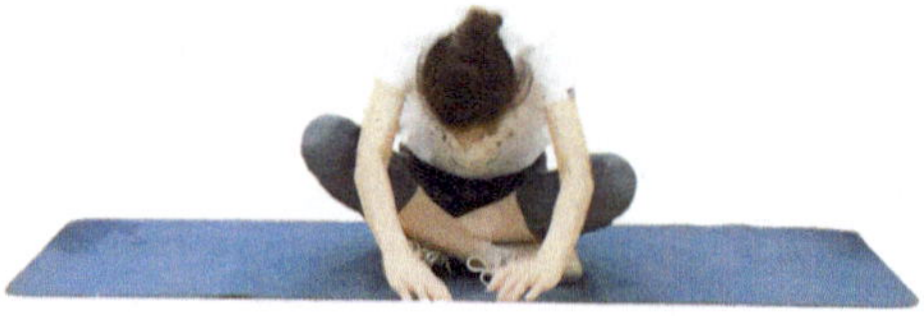

图 4-62　前屈抱腿

4. 跪姿伸展

（1）动作方法：跪姿准备，双手支撑保持稳定，脊柱逐节向上伸展，再逐节向前弯屈（图 4–63）。

（2）动作要领：控制动作速度，逐渐增加动作幅度。

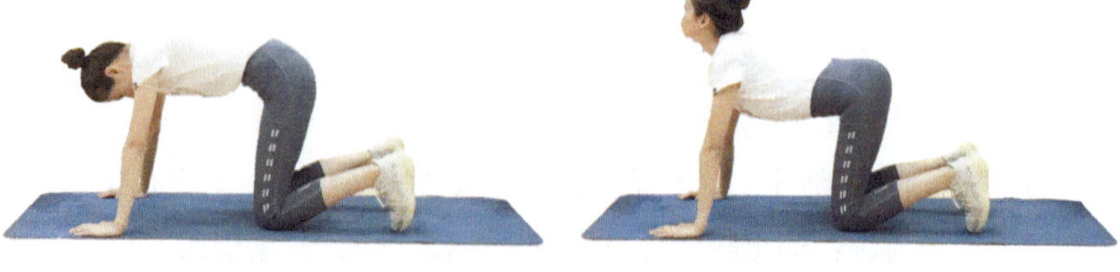

图 4-63　跪姿伸展

锻炼小贴士

腰椎活动度训练主要针对脊柱伸展和腰部肌群拉伸进行活动度练习，练习过程中需保持肩关节稳定，避免胸椎和肩关节过度代偿。

二、肌肉激活与稳定性训练

1. 背起

（1）动作方法：俯卧姿势准备，双手屈肘，肩胛骨收缩，上肢、下肢同时抬离地面（图 4–64）。

（2）动作要领：腰部肌群发力，静止保持。

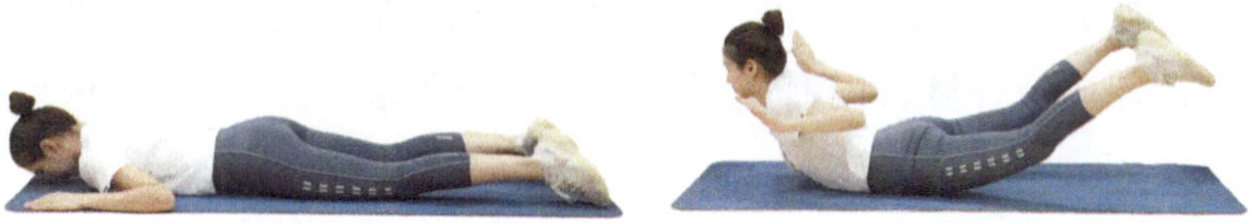

图 4–64　背起

2. 躯干稳定支撑

（1）动作方法：跪姿准备，异侧手、足抬离地面向远端伸展（图 4–65）。

（2）动作要领：躯干保持稳定，避免产生旋转。

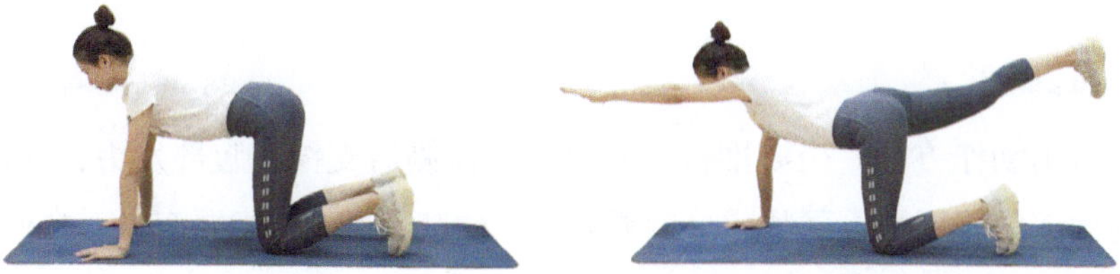

图 4–65　躯干稳定支撑

3. 卷腹摆臂

（1）动作方法：仰卧姿势准备，屈髋屈膝，双足抬离地面，双手直臂置于体侧，两侧交替上下摆动（图 4–66）。

（2）动作要领：腹式呼吸，协调摆动手臂。

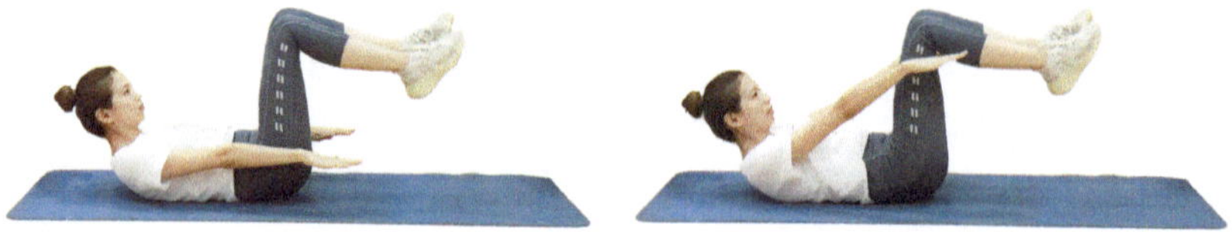

图 4–66 卷腹摆臂

4. 卷腹蛙展

（1）动作方法：坐姿准备，屈髋屈膝，双足抬离地面并团身保持，腹部发力，伸髋、伸膝，同时躯干后仰，双臂外展（图 4–67）。依此重复进行。

（2）动作要领：上肢、下肢同时发力伸展。

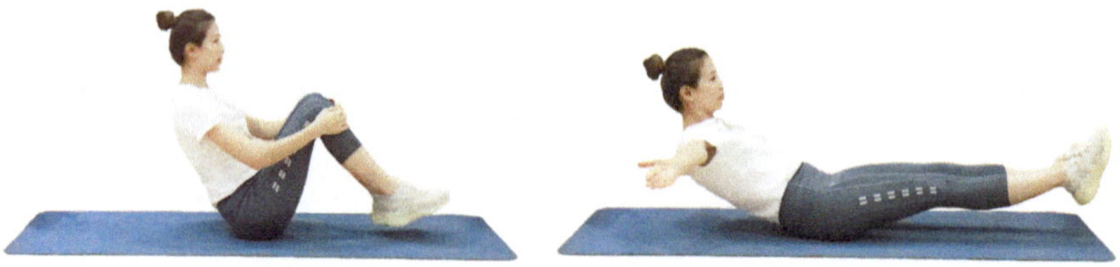

图 4–67 卷腹蛙展

5. 卷腹自行车

（1）动作方法：坐姿准备，双手置于体侧后支撑，腹部发力，双足抬离地面，一腿屈髋、屈膝，另侧腿伸髋、伸膝（图 4–68）。两腿交替伸屈。

（2）动作要领：躯干保持稳定，避免过度后仰倾斜。

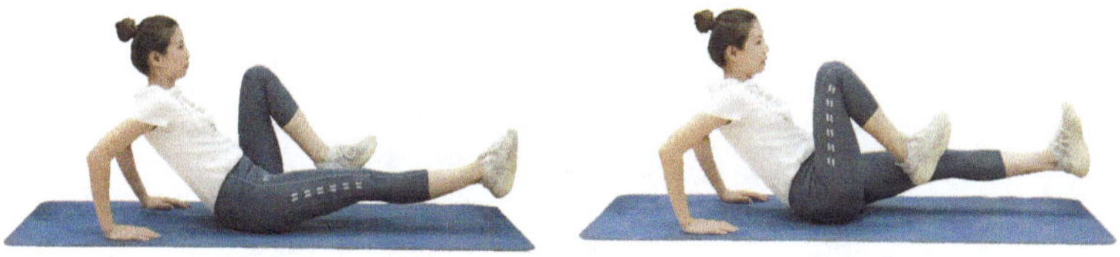

图 4-68　卷腹自行车

6. 卷腹转体

（1）动作方法：卷腹准备，双手抱头，异侧肘碰膝（图 4-69）。两侧交替进行。

（2）动作要领：腹部左右旋转，带动上下肢摆动。

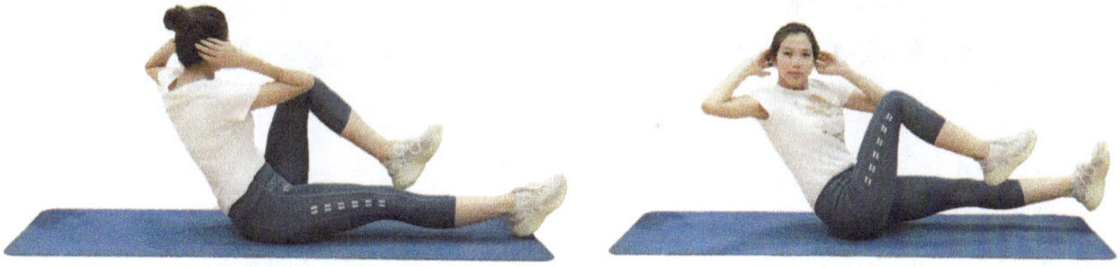

图 4-69　卷腹转体

锻炼小贴士

本部分内容主要针对躯干稳定性和腰腹小肌群激活进行练习，练习过程中需注意呼吸节奏与核心区域（包括肩袖肌群，胸椎、腰椎和骨盆等周围肌群）发力的配合。

三、功能性力量训练

1. 平板支撑

（1）动作方法：俯卧姿势准备，肘关节支撑，核心肌肉收紧，身体成一条直线（图 4-70）。

（2）动作要领：肩胛骨收紧，避免塌肩塌腰。

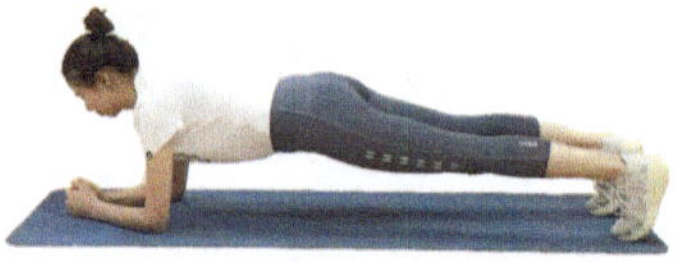

图 4-70　平板支撑

2. 两点平板支撑

（1）动作方法：平板支撑准备，异侧手、足抬离地面向远端伸展（图 4-71）。两侧交替进行。

（2）动作要领：核心肌肉收紧，避免身体发生过度倾斜。

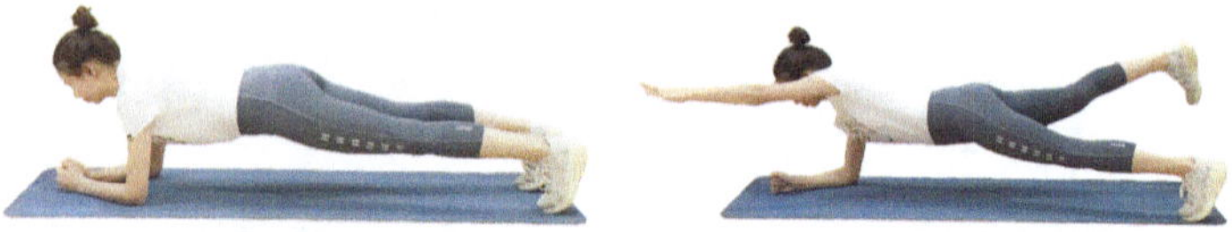

图 4-71　两点平板支撑

3. 侧桥

（1）动作方法：侧卧姿势准备，支撑侧前臂平放于地面，以双足和肘为支撑点撑起身体（图 4-72）。

（2）动作要领：整个身体侧向撑起，避免髋关节过高。

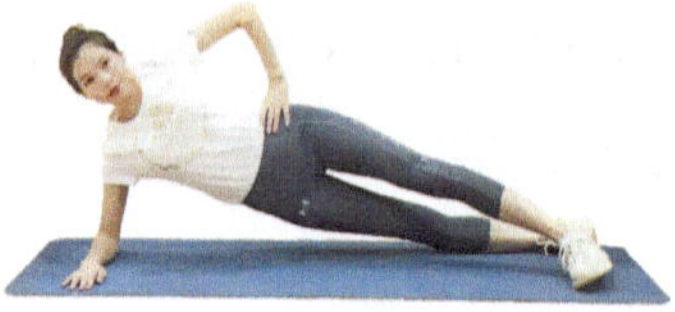

图 4-72　侧桥

4. 单足侧桥

（1）动作方法：侧桥准备，支撑侧肘关节放于平衡垫上，以单足和肘为支撑点，上方腿抬离地面（图 4-73）。

（2）动作要领：核心收紧，保持身体稳定。

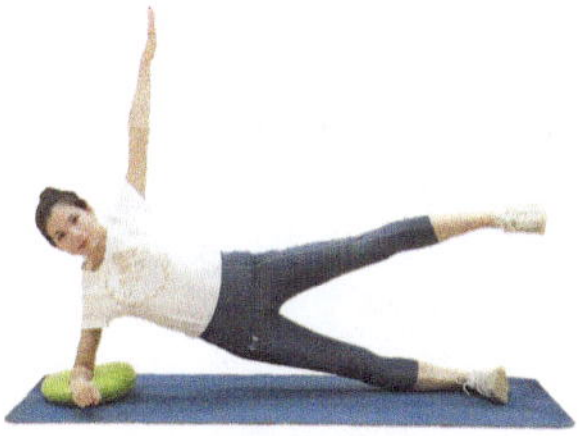

图 4-73　单足侧桥

5. 臀桥

（1）动作方法：仰卧屈膝姿势准备，足跟着地，顶髋收臀，肩、臀、膝成一条直线（图 4-74）。

（2）动作要领：下背部和臀部收紧。

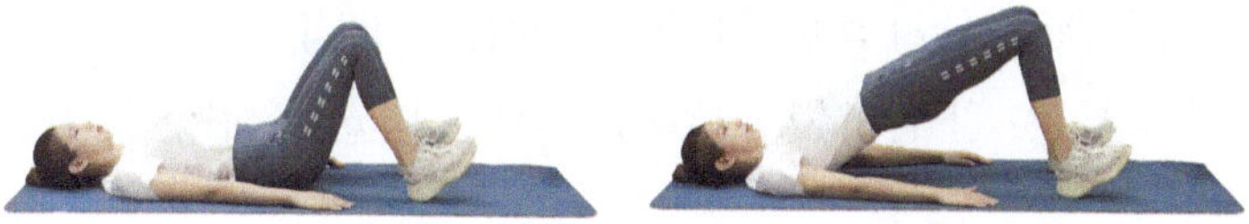

图 4-74　臀桥

6. 单足臀桥

（1）动作方法：臀桥准备，单足跟踩在平衡垫上，另侧腿直膝上抬，与对侧大腿平行（图 4-75）。两侧交替进行。

（2）动作要领：臀部收紧，避免髋关节倾斜。

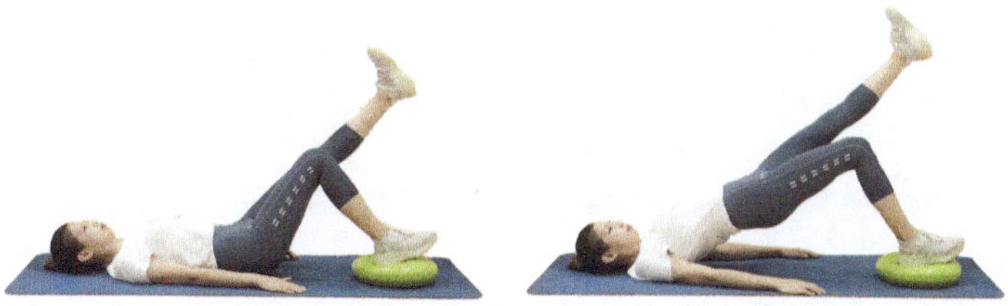

图 4-75　单足臀桥

7. 背伸展

（1）动作方法：俯卧于瑞士球上方准备，双手抱头，背部发力，缓慢抬起，静止 3 秒，再缓慢还原（图 4–76）。

（2）动作要领：到达最大动作幅度后静止 3 秒。

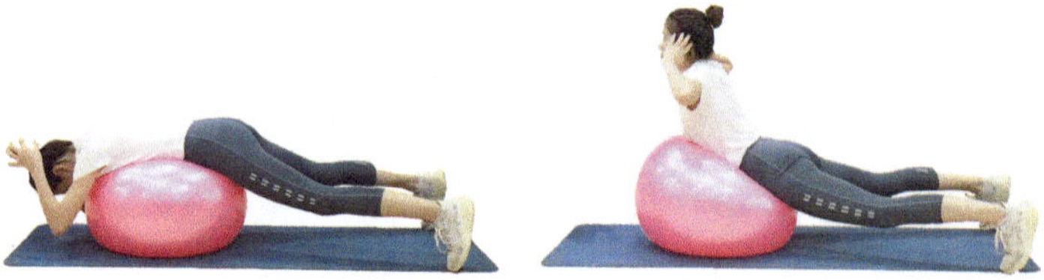

图 4–76 背伸展

8. 硬拉

（1）动作方法：半蹲姿势准备，双手紧握杠铃杆置于膝关节前下方。伸髋伸膝，同时将杠铃杆紧贴身体抬于骨盆前（图 4–77）。

（2）动作要领：下背部发力抬起杠铃杆，避免上肢代偿发力。

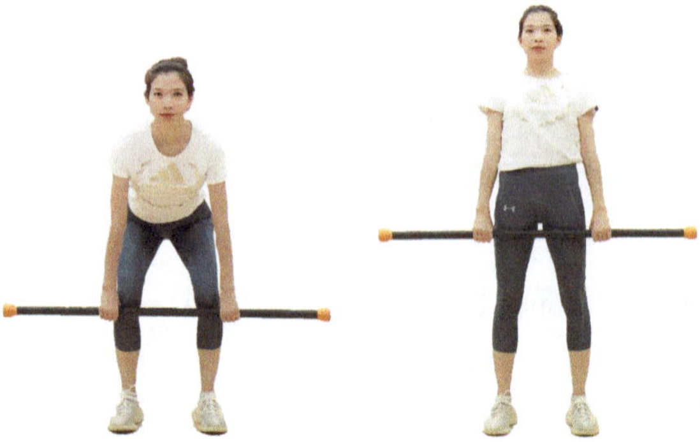

图 4–77 硬拉

9. 腹肌滑轮

（1）动作方法：跪姿准备，双手紧握健腹轮，双臂伸直，核心肌肉收紧，将健腹轮向前缓慢推动，再将健腹轮拉回（图 4–78）。

（2）动作要领：核心肌肉收紧，合理配合呼吸。

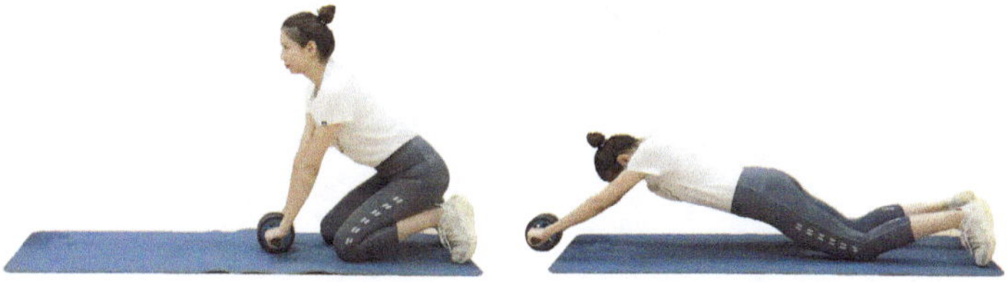

图 4-78　腹肌滑轮

10. 瑞士球平板收腿

（1）动作方法：平板支撑准备，将双足放于瑞士球上方，收腹，屈髋屈膝，将瑞士球向内拉，再伸髋伸膝（图 4-79）。

（2）动作要领：核心肌肉保持稳定，减少身体晃动。

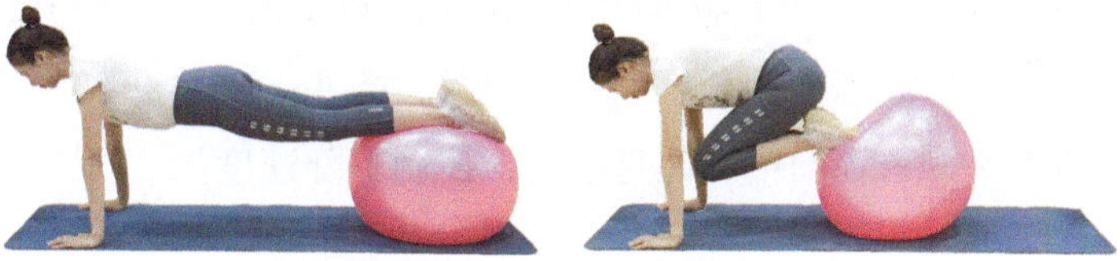

图 4-79　瑞士球平板收腿

11. 瑞士球直腿臀桥

（1）动作方法：仰卧臀桥准备，将双足放于瑞士球上方，双腿伸直，保持静止（图 4-80）。

（2）动作要领：臀部收紧，身体保持一条直线。

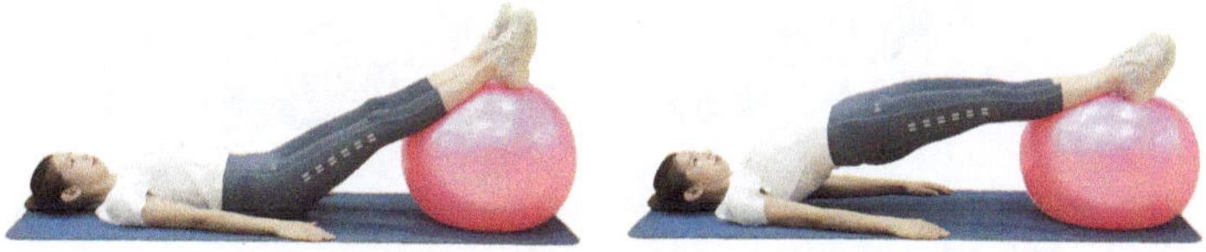

图 4-80　瑞士球直腿臀桥

12. 仰卧单腿勾球

（1）动作方法：仰卧臀桥准备，将一足放于瑞士球上方，顶髋屈膝，同时将球拉近身体，另侧腿直膝保持静止（图 4-81）。两侧交替进行。

（2）动作要领：躯干保持稳定，下背部发力收紧。

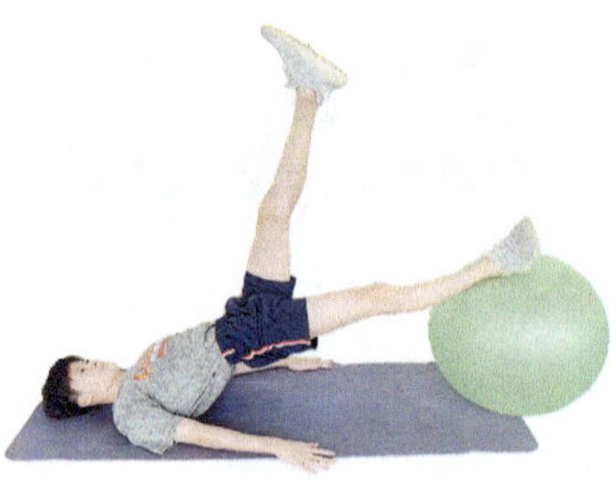

图 4-81　仰卧单腿勾球

13. 俯卧三头起

（1）动作方法：俯卧于瑞士球上方准备，双手抱头，双腿并拢，背部发力，躯干依次向左、上、右三个方向抬起（图 4-82）。

（2）动作要领：逐渐增加起身幅度，控制下降速度。

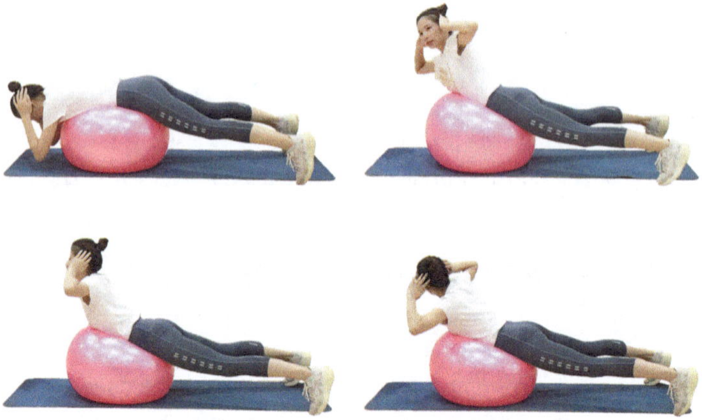

图 4-82　俯卧三头起

14. 抗阻转腰

（1）动作方法：弓步跪姿准备，将杠铃杆置于肩上，双手紧握杠铃杆两端，下肢保持稳定，躯干发力旋转（图 4-83）。

（2）动作要领：躯干旋转带动身体，控制动作速度，快转慢回。

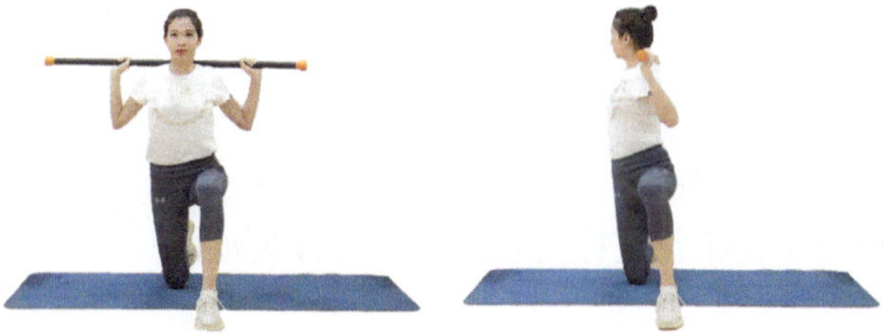

图 4-83 抗阻转腰

15. 仰卧两头起

（1）动作方法：仰卧姿势准备，双臂上举，将平衡垫放于臀部下方，腹部发力，上肢下肢同时抬离地面，手碰足后，缓慢还原成仰卧姿势（图 4-84）。

（2）动作要领：控制动作速度，快起慢下。

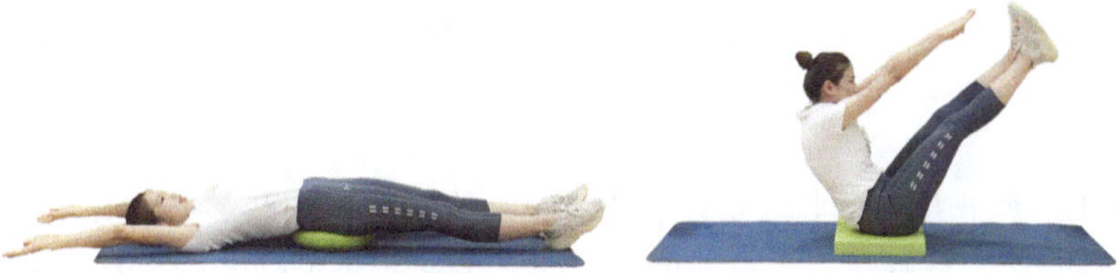

图 4-84 仰卧两头起

16. 背起辅助练习

（1）动作方法：俯卧姿势准备，将弹力带固定在腹部，背部发力，上身迅速抬起，静止 3 秒，再缓慢还原（图 4-85）。

（2）动作要领：控制动作速度，快起慢下。

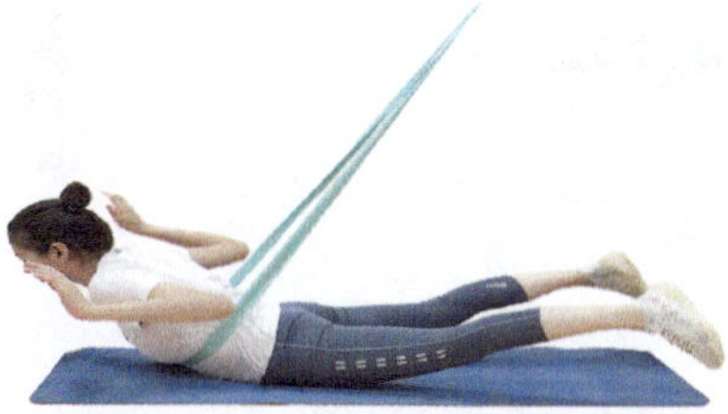

图 4-85 背起辅助练习

17. 单足站立摸点

（1）动作方法：单足站立准备，支撑腿固定弹力带，另侧腿抬离地面，屈髋，双手依次触碰体前三个标志筒（图 4-86）。两侧交替进行。

（2）动作要领：单足支撑稳定，减少身体晃动。

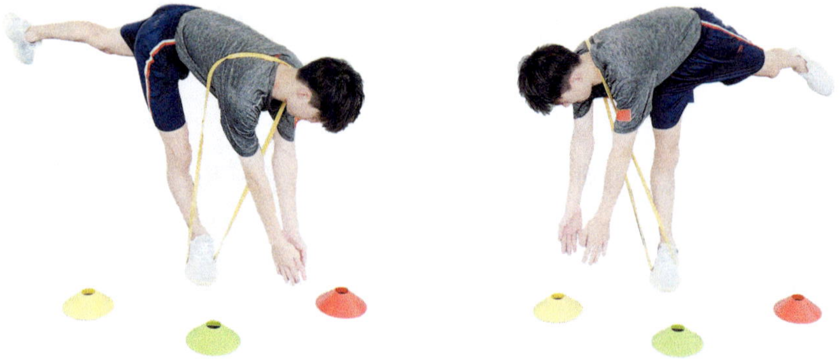

图 4-86　单足站立摸点

18. 高翻

（1）动作方法：半蹲姿势准备，双手持杠铃杆于膝关节前方，伸髋伸膝，同时双手持杠铃杆高翻，顺势下蹲，再还原成半蹲姿势（图 4-87）。

（2）动作要领：动作连贯，核心肌肉收紧。

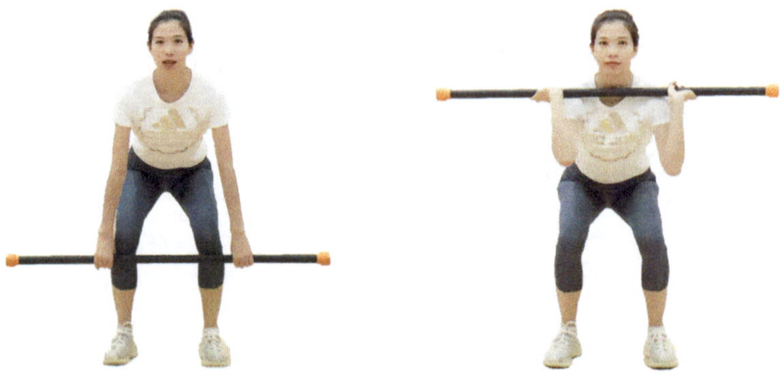

图 4-87　高翻

19. 背起接球

（1）动作方法：俯卧姿势准备，双臂屈肘，做背起的同时双手接球，静止 3 秒，再还原为俯卧姿势（图 4-88）。依此重复进行。

（2）动作要领：接球后，身体静止 3 秒。

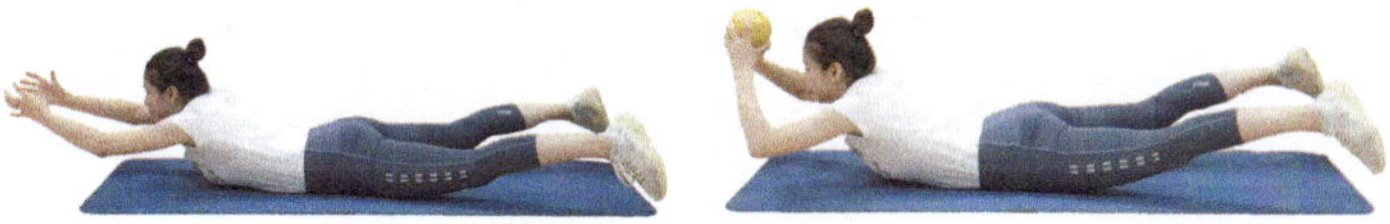

图 4-88　背起接球

锻炼小贴士

功能性力量训练需要保持身体核心区域的稳定性，并借助核心区域力量传导更多力量。

四、恢复再生训练

1. 腰背肌拉伸

（1）动作方法：仰卧姿势准备，双臂侧平举，一侧腿髋关节内旋，向对侧倾斜，对侧手按压膝关节加大拉伸幅度（图 4-89）。两侧交替进行。

（2）动作要领：腰椎旋转拉伸，胸椎紧贴地面。

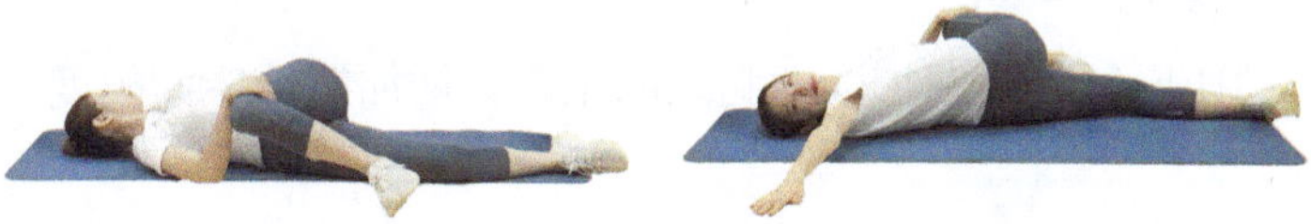

图 4-89　腰背肌拉伸

2. 腰方肌拉伸（拉伸腿）

（1）动作方法：坐姿准备，双腿伸直打开，右腿屈膝内收，左臂置于体前，躯干向左倾斜，右手抓住左足尖（图 4-90）。两侧交替进行。

（2）动作要领：双腿伸直，躯干侧倾，骨盆贴紧地面。

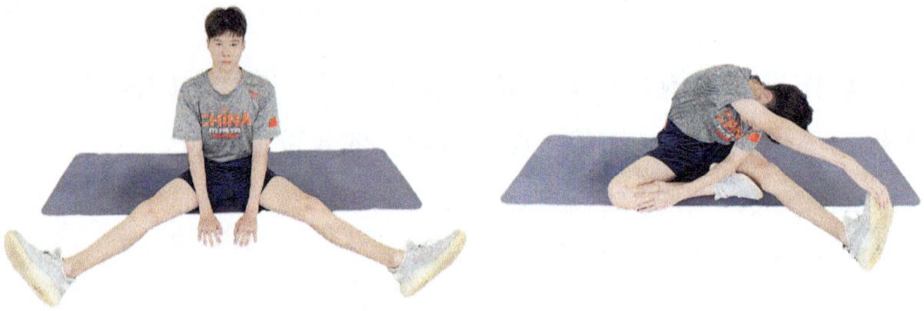

图 4-90　腰方肌拉伸（拉伸腿）

3. 臀肌拉伸（仰卧 4 字拉伸）

（1）动作方法：仰卧姿势准备，屈髋屈膝，4 字形盘腿抬离地面，双手抓住大腿向躯干拉近（图 4-91）。两侧交替进行。

（2）动作要领：腰椎紧贴地面，避免腰椎过度前屈。

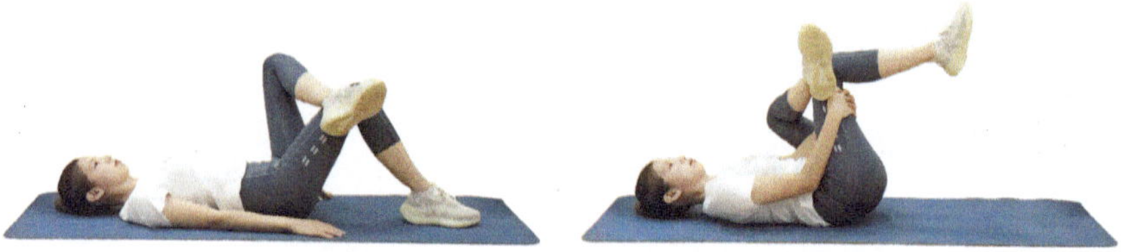

图 4-91　臀肌拉伸（仰卧 4 字拉伸）

4. 髂腰肌拉伸

（1）动作方法：弓步跪姿准备，双手叉腰，躯干挺直，逐渐向后仰，增加拉伸幅度（图 4-92）。

（2）动作要领：逐渐加大两腿之间距离，增加躯干后仰幅度。

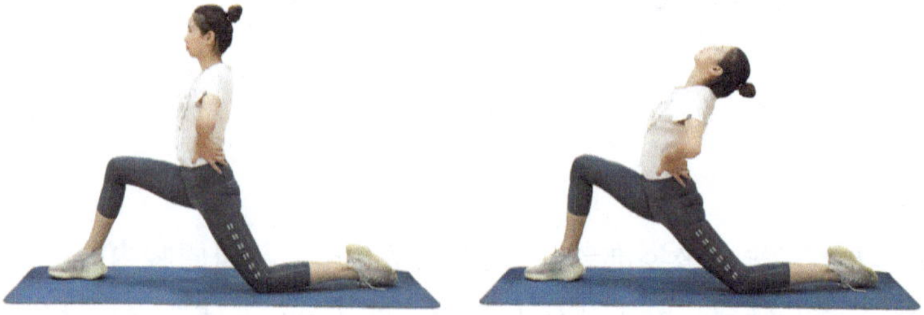

图 4-92　髂腰肌拉伸

5. 仰卧转腰

（1）动作方法：仰卧姿势准备，双臂侧平举，双手紧贴地面，屈髋屈膝，腰椎转动，带动下肢左右摆动（图 4–93）。

（2）动作要领：胸椎和肩关节紧贴地面。

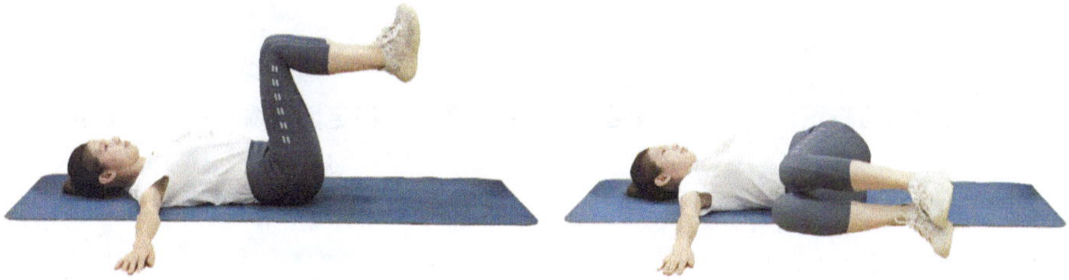

图 4–93　仰卧转腰

6. 腰背肌松解

（1）动作方法：仰卧姿势准备，躯干侧倾，将泡沫轴放于腰肌一侧，进行前后滚动（图 4–94）。

（2）动作要领：躯干侧倾，根据肌肉走向进行松解。

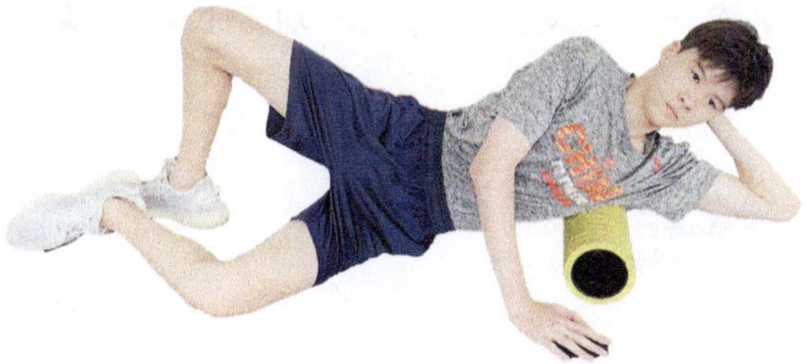

图 4–94　腰背肌松解

锻炼小贴士

青少年在进行腰椎肌肉力量恢复再生训练过程中如出现疼痛或不适感，应立即停止运动。

腰椎损伤预防训练方案

活动度训练——屈腿旋转	活动度训练——跪姿伸展
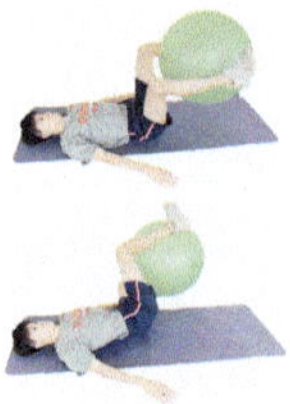	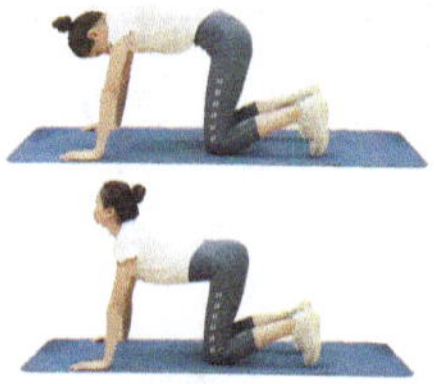
肌肉激活与稳定性训练——背起	肌肉激活与稳定性训练——躯干稳定支撑
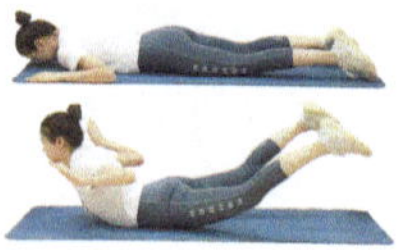	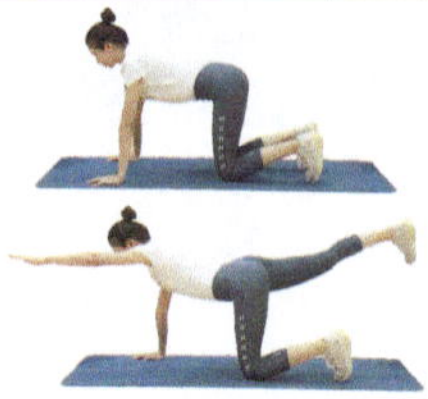
肌肉激活与稳定性训练——卷腹摆臂	肌肉激活与稳定性训练——卷腹蛙展
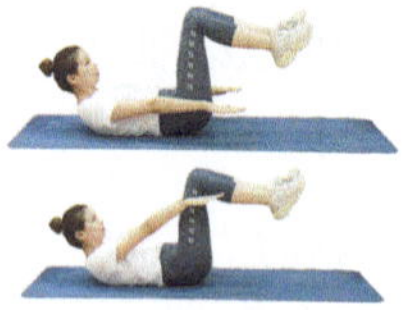	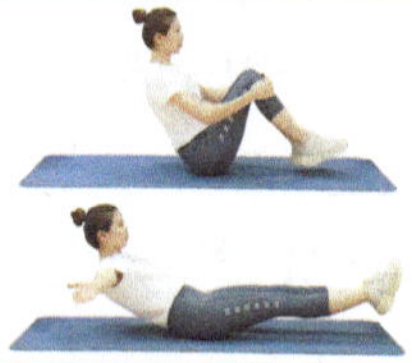
功能性力量训练——平板支撑	功能性力量训练——单足臀桥
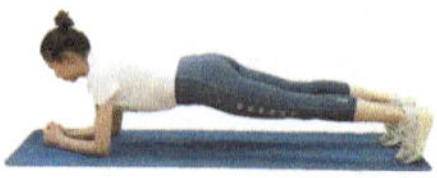	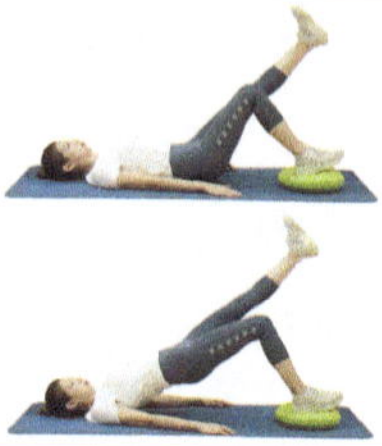
功能性力量训练——抗阻转腰	恢复再生训练——腰背肌拉伸
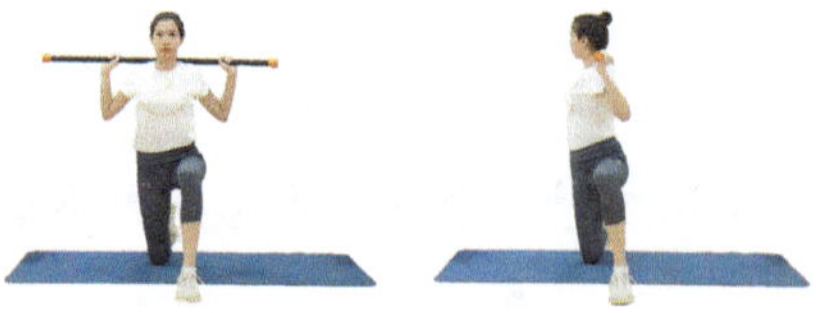	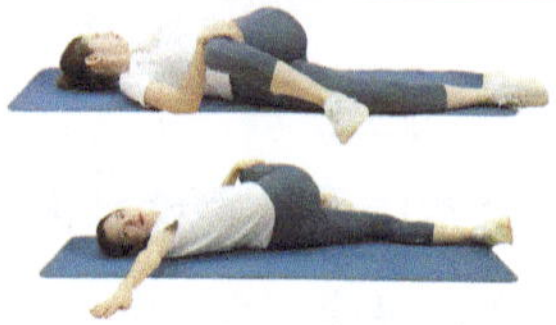
锻炼负荷：每个动作 15 次 /（侧·组），每个动作到达最大幅度后静止 2 ～ 3 秒，根据不同年龄阶段可安排 3 ～ 6 组	

扫一扫

注：本方案中动作与二维码中视频动作略有差别，不影响练习效果。

第四节　膝关节损伤的预防训练

膝关节是由股骨的内、外侧髁和胫骨的内、外侧髁的关节面组成的股胫关节，以及股骨的髌面与髌骨的关节面组成的髌股关节两部分构成的关节。膝关节是人体内结构最复杂的关节。其关节囊广阔松弛，各部分厚薄不一。此外，膝关节还有一系列的辅助结构，如半月板、髌韧带、胫侧副韧带和腓侧副韧带等。

如何预防膝关节运动损伤呢？首先，需要建立正确的膝关节屈伸动作模式、培养屈膝缓冲动作意识，以及进行膝关节周围肌群的肌力锻炼和较为紧张肌群的松解；其次，需要提高神经肌肉控制能力、养成正确的膝关节运动姿势、保持下肢力学合理动作方向，以及通过平衡训练和屈膝减速缓冲练习来加强膝关节稳定性。膝关节损伤的具体锻炼方法和训练方案如下。

一、活动度训练

1. 股四头肌拉伸（卧姿）

（1）动作方法：侧卧姿势准备，上侧腿伸髋屈膝，同侧手抓住踝关节向后拉，增加拉伸幅度（图 4–95）。两侧交替进行。

（2）动作要领：躯干保持稳定，避免髋关节后仰代偿。

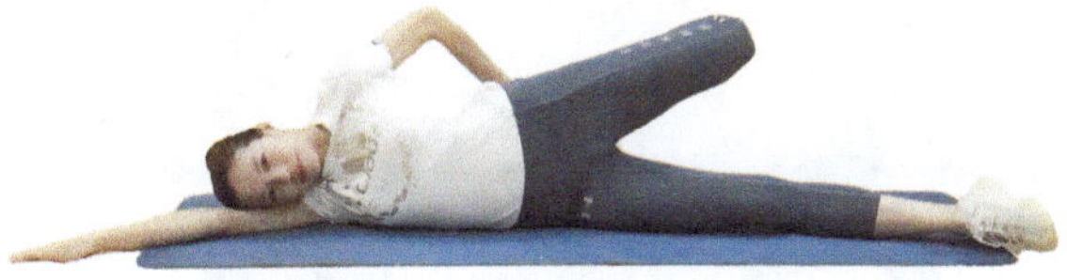

图 4–95　股四头肌拉伸（卧姿）

2. 髂胫束拉伸

（1）动作方法：仰卧姿势准备，双臂侧平举，向一侧转动腰椎，下侧腿小腿放在上侧腿膝关节上（图 4–96）。两侧交替进行。

（2）动作要领：下压上侧腿膝关节，加大拉伸幅度。

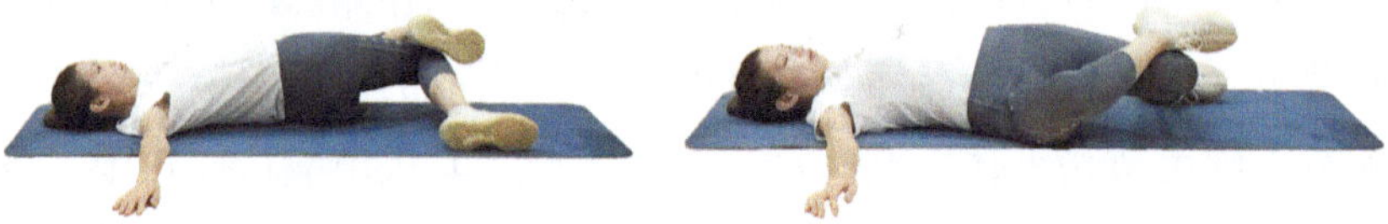

图 4–96　髂胫束拉伸

锻炼小贴士

有需要的青少年在锻炼前进行针对股四头肌和髂胫束的松解和伸展，可有效缓解膝关节疼痛。

二、肌肉激活与稳定性训练

1. 弓步稳定性练习

（1）动作方法：弓步站姿准备，躯干挺直，双手叉腰，前腿屈髋屈膝、后腿伸髋屈膝完成弓步下蹲，再还原成站姿（图 4–97）。两侧交替进行。

（2）动作要领：躯干挺直，膝关节保持稳定。

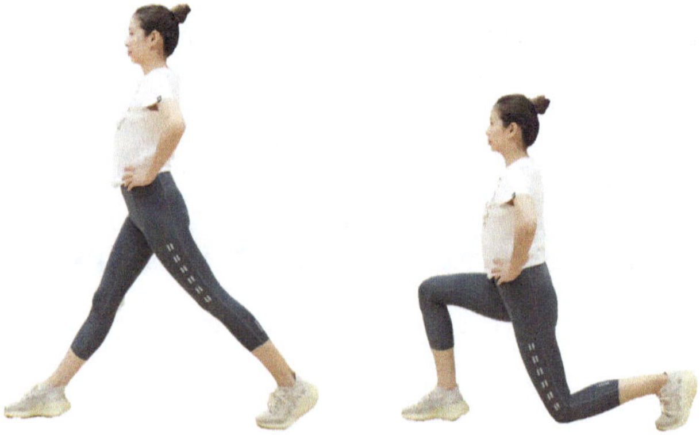

图 4–97　弓步稳定性练习

2. 单腿蹲起

（1）动作方法：单足站立准备，双臂前平举，支撑腿屈髋屈膝下蹲，膝关节保持稳定，另侧腿直膝抬离地面（图 4–98）。两侧交替进行。

（2）动作要领：支撑腿膝关节保持稳定，身体减少晃动。

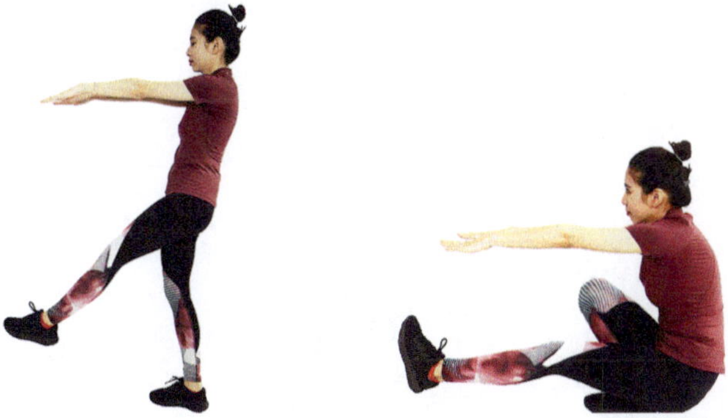

图 4–98　单腿蹲起

3. 抗阻后伸

（1）动作方法：将弹力带固定在前方。单足站立准备，支撑腿保持稳定，将弹力带另一端固定在另侧腿踝关节处，屈膝后拉弹力带，对抗阻力（图 4–99）。两侧交替进行。

（2）动作要领：身体保持稳定，控制动作速度。

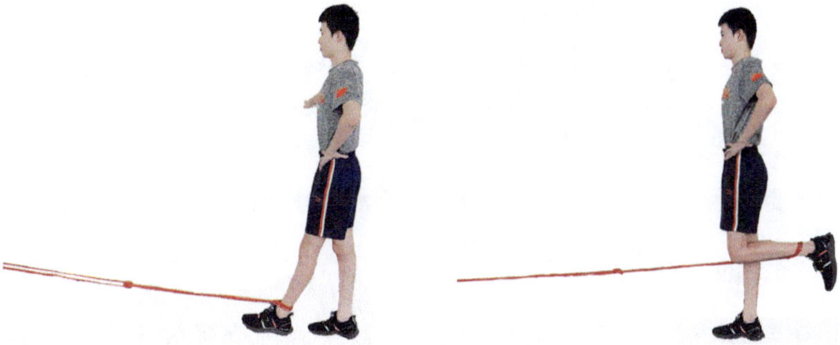

图 4–99　抗阻后伸

4. 夹球静蹲

（1）动作方法：半蹲姿势准备，躯干背靠墙或固定架，双手胸前交叉放于对侧肩上，将球置于膝关节内侧，大腿用力内收（图 4–100）。

（2）动作要领：大腿内侧肌群发力，使髋、膝、踝尽力保持在矢状面内。

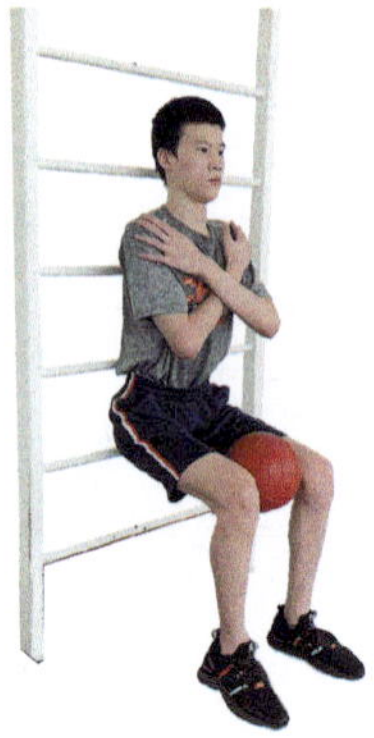

图 4–100　夹球静蹲

5. 俯卧勾足

（1）动作方法：俯卧姿势准备，将弹力带固定在一侧踝关节处，该侧腿屈膝后拉弹力带。两侧交替进行（图 4–101）。

（2）动作要领：注意动作速度，快拉慢放。

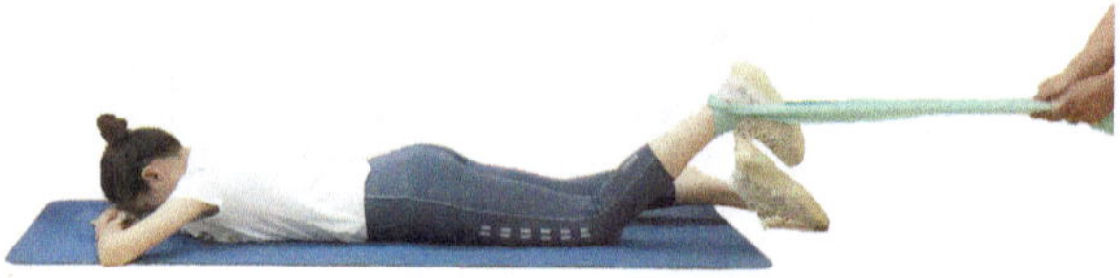

图 4–101　俯卧勾足

6. 瑞士球静蹲

（1）动作方法：背向墙站姿准备，双手胸前交叉放于肩上，将瑞士球放于背后，直膝抬起一侧腿，支撑腿屈髋屈膝下蹲，再还原成站姿（图 4–102）。两侧交替进行。

（2）动作要领：支撑腿膝关节保持稳定，瑞士球与抬起腿的髋、膝、踝成一条直线。

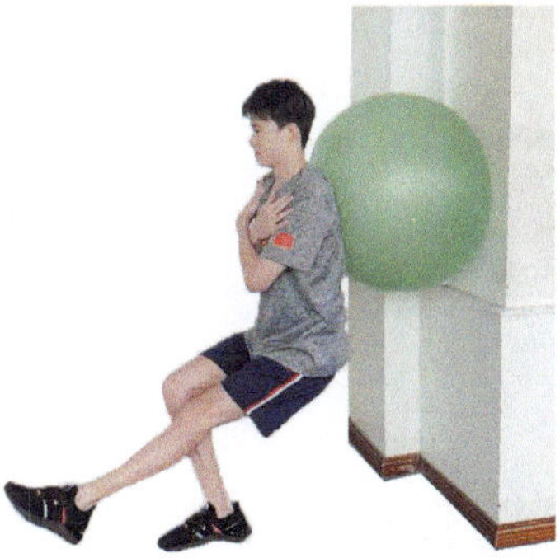

图 4-102　瑞士球静蹲

7. 臀桥后拉

（1）动作方法：直膝臀桥准备，单足支撑于瑞士球上，另侧腿抬离瑞士球保持静止，支撑腿伸髋屈膝拉近瑞士球，再还原为准备姿势（图 4-103）。两侧交替进行。

（2）动作要领：身体保持稳定，减少身体晃动。

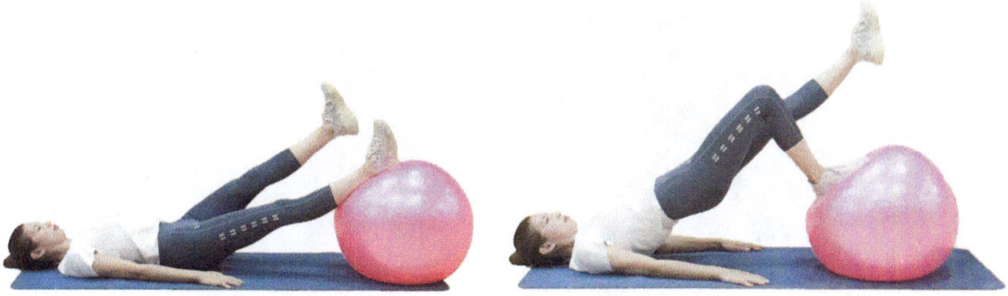

图 4-103　臀桥后拉

8. 燕式平衡摸点（单足摸点）

（1）动作方法：单足站立准备，双臂侧平举，支撑腿屈髋屈膝，躯干前倾，单手依次触碰面前 3 个标志筒，再还原为准备姿势（图 4-104）。两侧交替进行。

（2）动作要领：支撑腿保持稳定，躯干减少晃动。

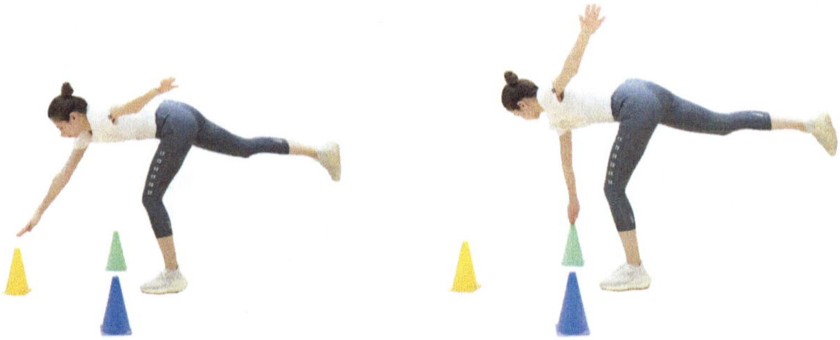

图 4-104　燕式平衡摸点（单足摸点）

9. 平衡垫弓步下蹲

（1）动作方法：站姿准备，一足放于平衡垫上，同侧腿屈髋屈膝下蹲，另一侧腿伸髋屈膝下蹲，再伸髋伸膝成站姿（图 4-105）。两侧交替进行。

（2）动作要领：弓步腿膝关节保持稳定，减少身体晃动。

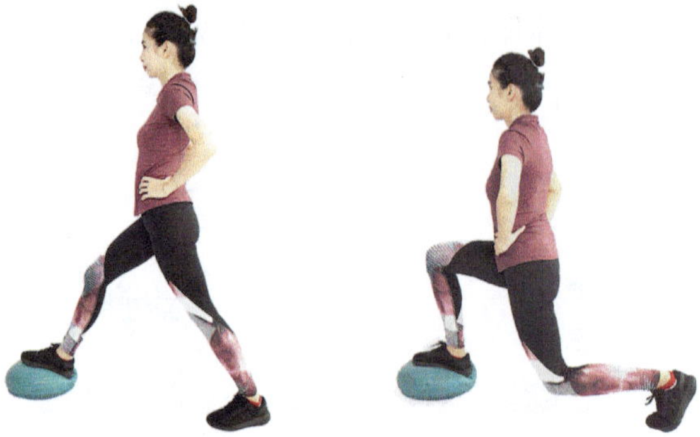

图 4-105　平衡垫弓步下蹲

锻炼小贴士

在进行膝关节肌肉激活与稳定性训练的过程中，青少年的膝关节需要保持稳定，避免出现膝内扣等现象。

三、功能性力量训练

1. 弓步六方位蹲

（1）动作方法：站姿准备，一侧腿向前迈出屈髋屈膝下蹲，蹬地还原成站姿；再向斜前方45度方向迈出屈髋屈膝下蹲，蹬地还原成站姿；再向旁侧迈出屈髋屈膝下蹲，重心偏移，另侧腿直膝，蹬地还原成站姿；再向斜后方迈出，成麻花状，两侧腿屈髋屈膝下蹲，蹬地还原成站姿；再侧向向斜45度方向迈出，屈髋屈膝成斜方位侧弓步，蹬地还原成站姿；再向后迈出，屈髋屈膝下蹲，蹬地还原成站姿（图4-106）。

（2）动作要领：躯干挺直，腿发力还原成站姿。

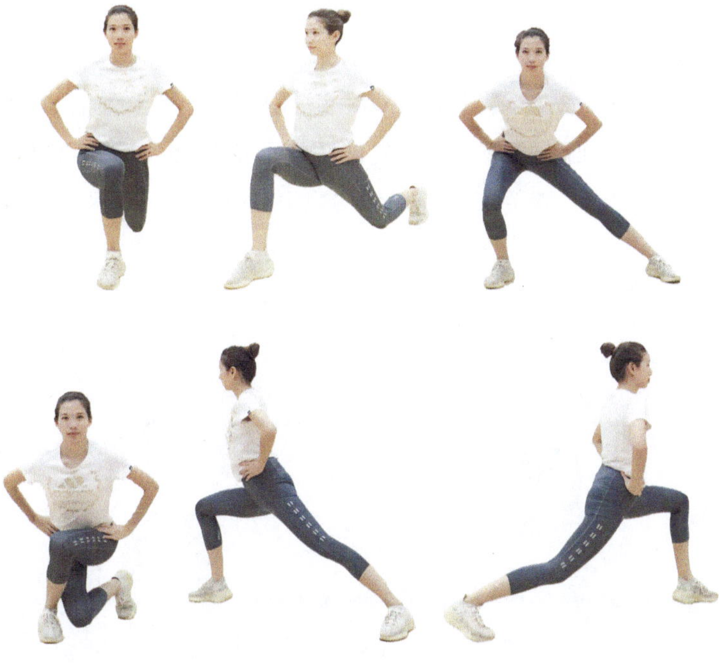

图4-106　弓步六方位蹲

2. 弓步阻力蹲起

（1）动作方法：双腿前后跨立准备，将弹力带固定在膝关节下方，屈髋屈膝下蹲，再对抗弹力带还原成站姿（图 4–107）。

（2）动作要领：躯干保持挺直，髋、膝、踝尽力保持在矢状面内。

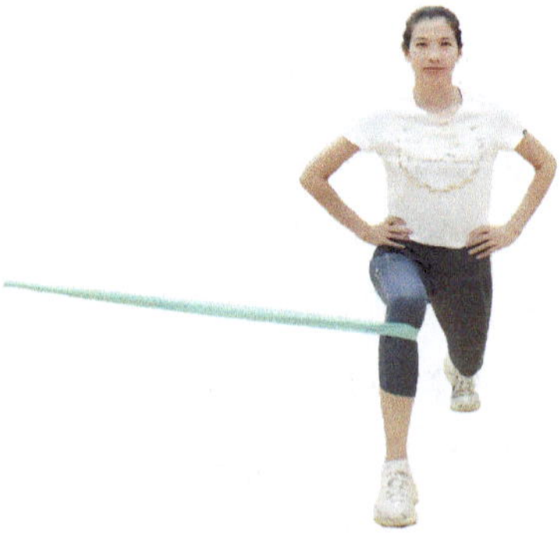

图 4–107　弓步阻力蹲起

3. 负重蹲起

（1）动作方法：站姿准备，双手正握杠铃杆置于颈后，双足打开与肩同宽，屈髋屈膝下蹲，再伸髋伸膝还原成站姿（图 4–108）。

（2）动作要领：膝关节和躯干保持稳定，髋、膝、踝尽力保持在矢状面内。

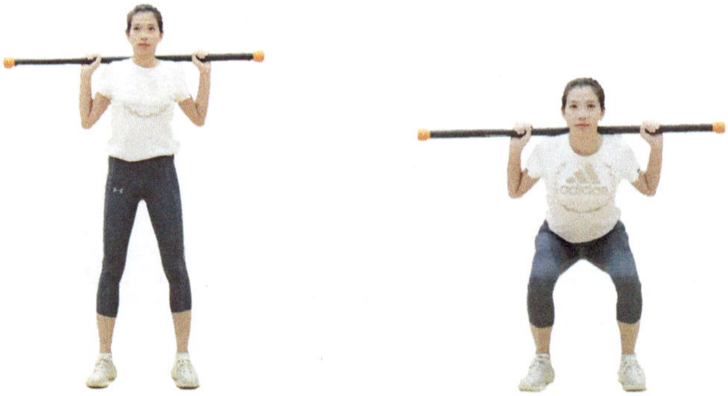

图 4–108　负重蹲起

4. 弓步转体

（1）动作方法：站姿准备，双手正握杠铃杆置于颈后，弓步下蹲的同时旋转腰椎，再蹬地还原（图 4–109）。两侧交替进行。

（2）动作要领：动作连贯，身体保持稳定。

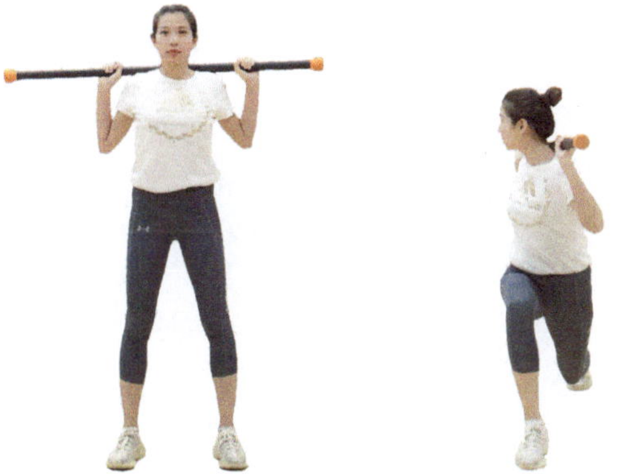

图 4–109　弓步转体

5. 交替跳跃

（1）动作方法：站姿准备，单足屈髋屈膝踩在踏板上，另侧腿支撑地面，踏板上腿蹬地跳跃，同时两足交换位置（图 4–110）。

（2）动作要领：蹬地有力，落地稳定。

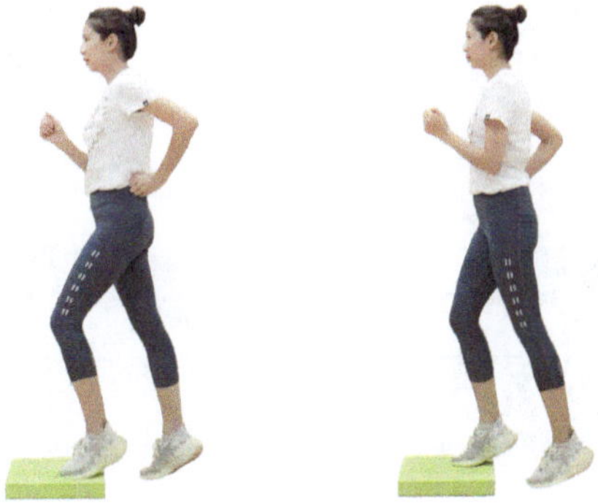

图 4–110　交替跳跃

6. 抗阻膝内收

（1）动作方法：站姿准备，将弹力带固定在踝关节处，大腿内收发力，对抗弹力带阻力（图 4–111）。

（2）动作要领：身体保持稳定，大腿内收肌群发力。

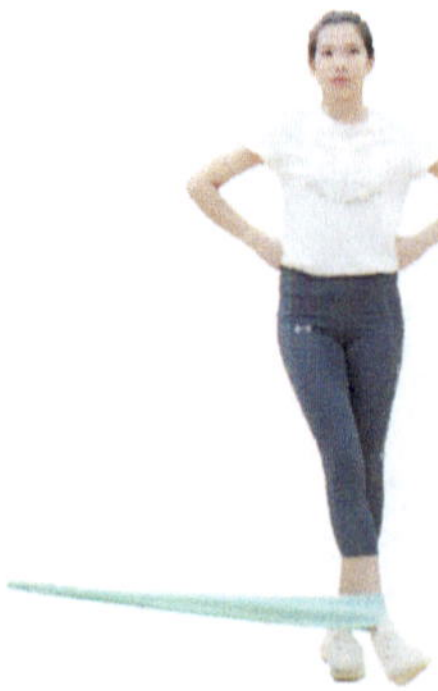

图 4–111 抗阻膝内收

7. 坐姿抗阻抬腿

（1）动作方法：高位坐姿准备，双腿并拢，将弹力带固定在一侧腿的踝关节处，该侧腿伸髋伸膝对抗弹力带阻力，再缓慢还原（图 4–112）。两侧交替进行。

（2）动作要领：控制动作速度，膝关节保持稳定。

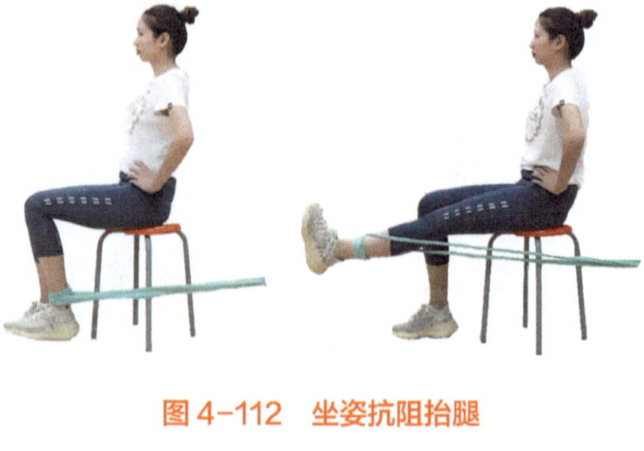

图 4–112 坐姿抗阻抬腿

8. 山羊起

（1）动作方法：俯卧姿势准备，双手手掌撑地，核心肌肉收紧，躯干挺起，再缓慢落下（图 4–113）。依此重复进行。

（2）动作要领：核心肌肉收紧，膝关节以上身体成一条直线同时起落。

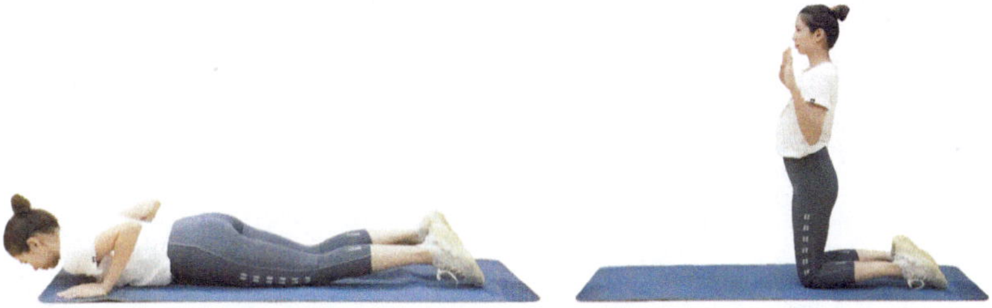

图 4–113　山羊起

9. 动态臀桥夹球

（1）动作方法：仰卧姿势准备，双足打开，双腿内收肌发力夹紧瑞士球，臀部肌肉收紧仰卧成桥（图 4–114）。

（2）动作要领：核心肌肉收紧，内收肌发力向内收。

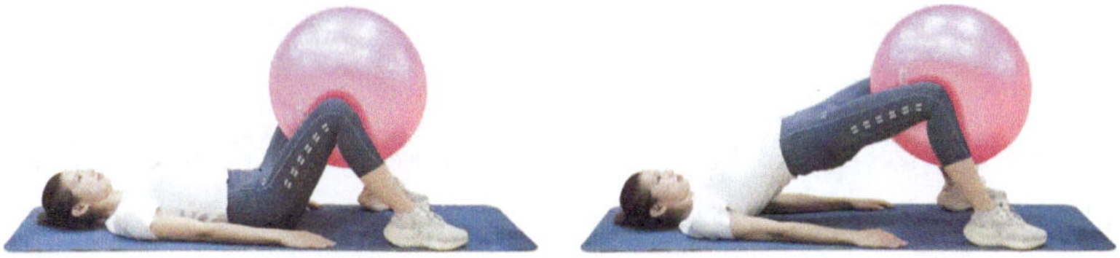

图 4–114　动态臀桥夹球

10. 单腿侧支撑

（1）动作方法：侧卧姿势准备，双腿分开撑于瑞士球上，身体撑起成侧桥（图 4–115）。两侧交替进行。

（2）动作要领：身体侧桥支撑，保持稳定。

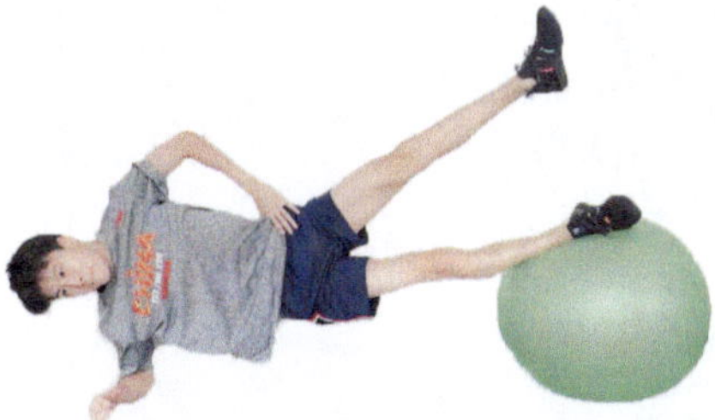

图 4–115　单腿侧支撑

11. 高翻

（1）动作方法：半蹲姿势准备，双手正握杠铃杆于膝关节前下方，伸髋伸膝同时双手持杠铃杆高翻，顺势下蹲，再还原成半蹲姿势（图 4–116）。

（2）动作要领：动作连贯，核心收紧。

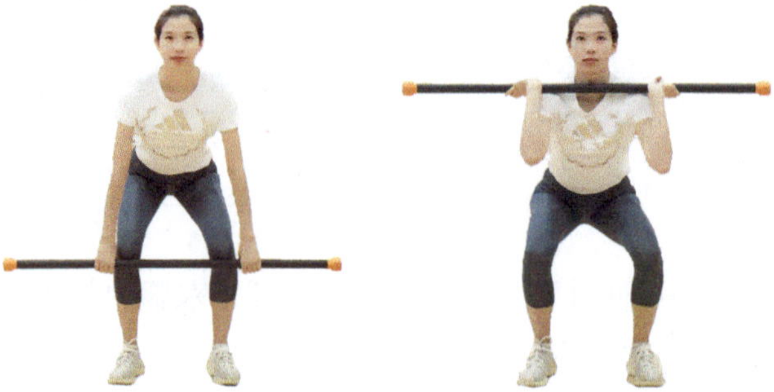

图 4–116　高翻

12. 硬拉

（1）动作方法：半蹲姿势准备，双手正握杠铃杆置于膝关节前下方，伸髋伸膝，同时将杠铃杆紧贴身体抬于骨盆前（图 4–117）。

（2）动作要领：下背部发力抬起杠铃杆，避免上肢代偿发力。

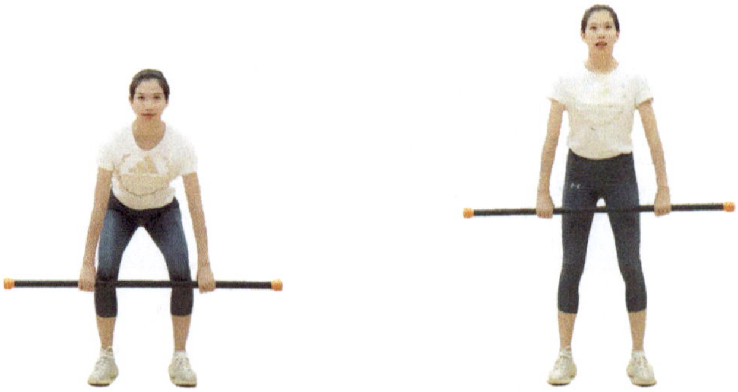

图 4–117　硬拉

13. 侧弓步

（1）动作方法：站姿准备，双手正握杠铃杆置于颈后，一侧腿向侧方迈出，并屈髋屈膝下蹲，另侧腿直膝，重心偏移（图 4–118）。两侧交替进行。

（2）动作要领：屈髋屈膝下蹲，避免膝内扣。

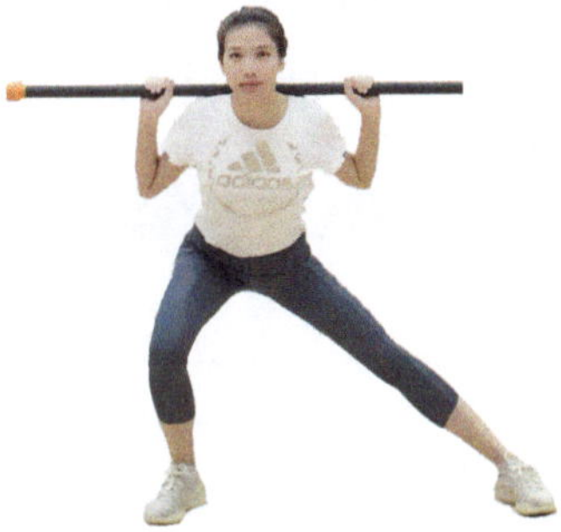

图 4–118　侧弓步

锻炼小贴士

青少年在进行膝关节周围的多个肌群和多个关节参与的锻炼时，膝关节须始终保持稳定。

四、恢复再生训练

1. 股四头肌拉伸（卧姿）

（1）动作方法：侧卧姿势准备，上侧腿伸髋屈膝，同侧手抓住踝关节向后拉，加大拉伸幅度（图 4–119）。两侧交替进行。

（2）动作要领：躯干保持稳定，避免髋关节后仰代偿。

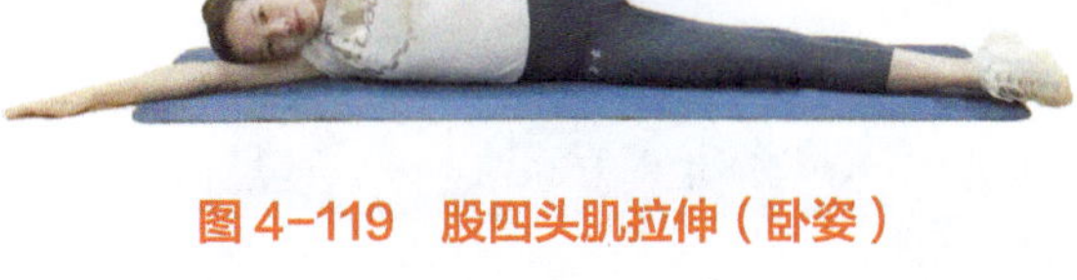

图 4–119　股四头肌拉伸（卧姿）

2. 髂胫束拉伸

（1）动作方法：仰卧姿势准备，双臂侧平举，双手贴紧地面，向一侧转动腰椎，下侧腿小腿放在上侧腿膝关节上（图 4–120）。两侧交替进行。

（2）动作要领：下压上侧腿膝关节，增加拉伸幅度。

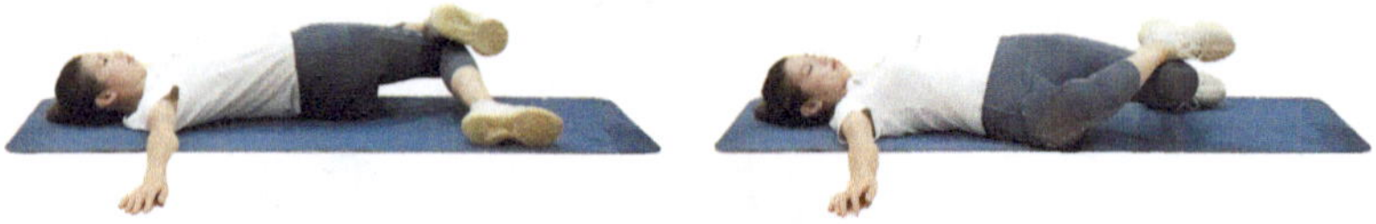

图 4–120　髂胫束拉伸

3. 股后肌群拉伸

（1）动作方法：坐姿准备，一侧腿屈膝内收，另侧腿直膝勾足尖静止，双手触碰该侧足尖（图 4–121）。两侧交替进行。

（2）动作要领：拉伸侧腿直膝，躯干下压触碰大腿。

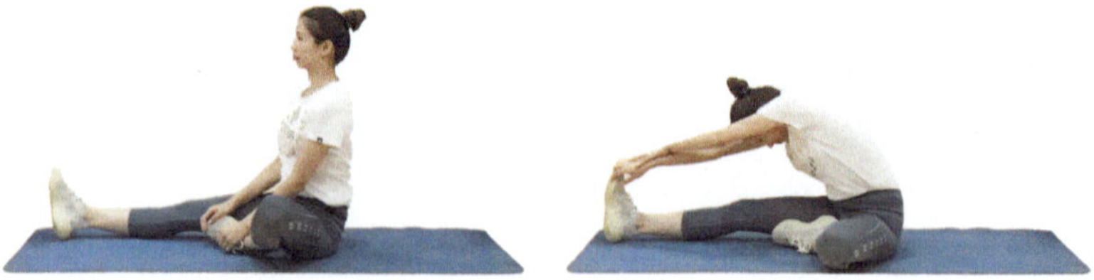

图 4–121　股后肌群拉伸

4. 臀肌拉伸（仰卧单腿拉伸）

（1）动作方法：仰卧姿势准备，双腿直膝并拢，一侧腿屈髋屈膝，双手抓紧该侧膝关节贴向腹部（图 4–122）。两侧交替进行。

（2）动作要领：腰椎紧贴地面，避免塌腰、骨盆前倾。

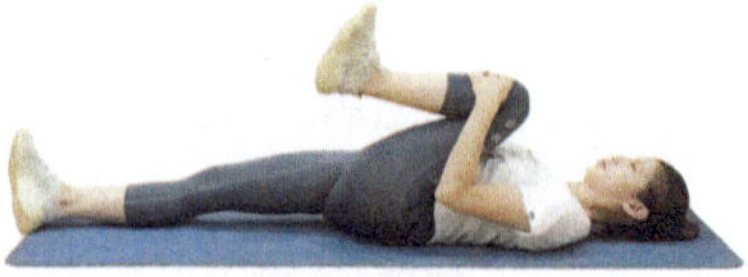

图 4–122　臀肌拉伸（仰卧单腿拉伸）

5. 大腿外侧肌群松解

（1）动作方法：侧桥姿势准备，将泡沫轴放于大腿外侧，进行身体纵向往复滚动（图 4–123）。两侧交替进行。

（2）动作要领：针对阔筋膜张肌和髂胫束分别进行滚动。

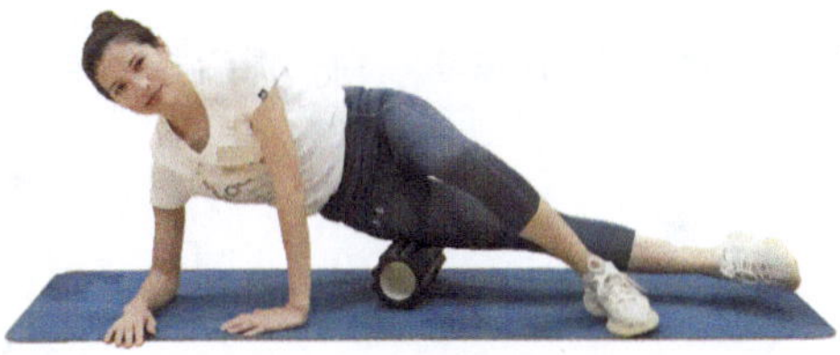

图 4–123　大腿外侧肌群松解

6. 股四头肌松解

（1）动作方法：俯卧姿势准备，肘关节支撑地面，将泡沫轴放于股四头肌处，进行身体纵向往复滚动（图 4–124）。

（2）动作要领：对股四头肌内束肌群、外束肌群、中束肌群分别进行滚动。

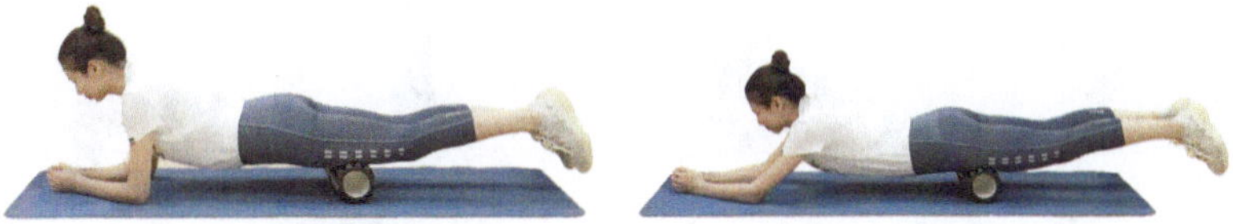

图 4–124　股四头肌松解

锻炼小贴士

膝关节的恢复再生训练主要针对膝关节周围的股四头肌、股后肌群、股内收肌群和臀部肌群，并按照肌肉起止点进行拉伸和松解。

膝关节损伤预防训练方案

活动度训练——股四头肌拉伸（卧姿）	活动度训练——髂胫束拉伸
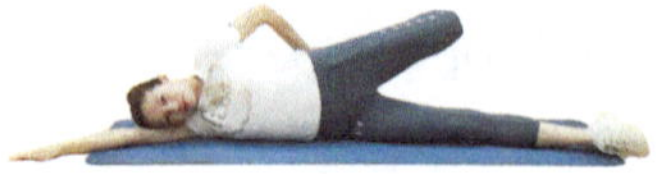	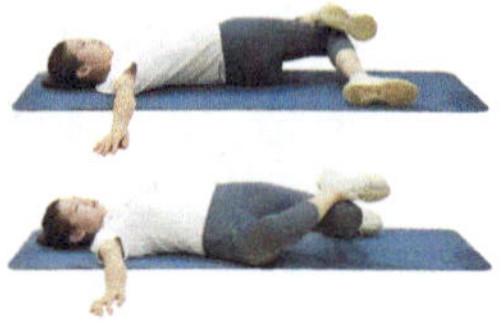
肌肉激活与稳定性训练——弓步稳定性练习	肌肉激活与稳定性训练——夹球静蹲
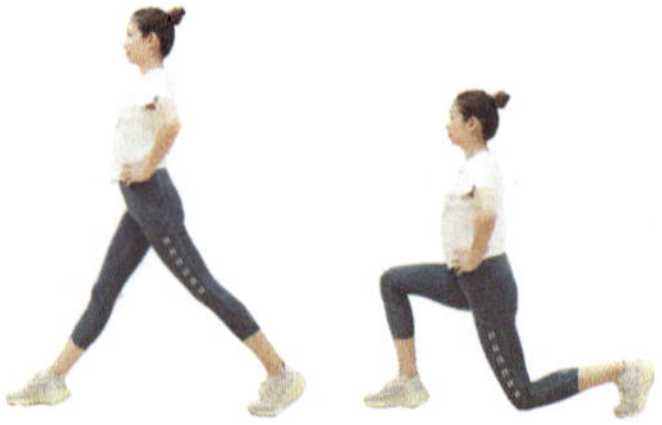	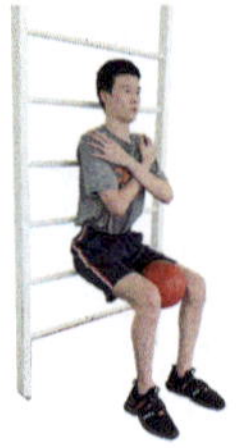
肌肉激活与稳定性训练——燕式平衡摸点	功能性力量训练——单足臀桥
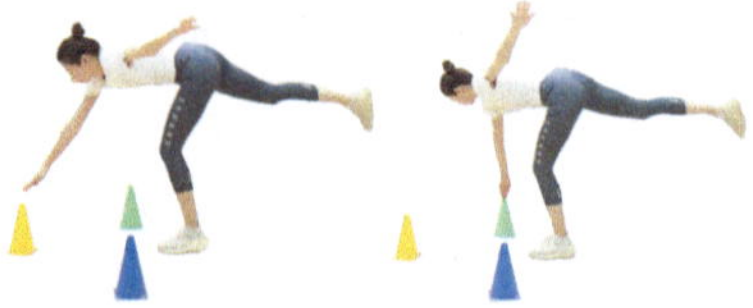	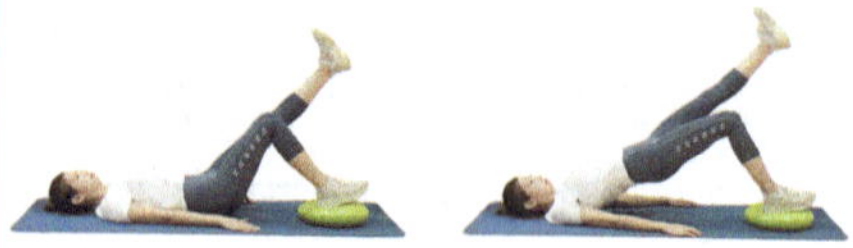
功能性力量训练——动态臀桥夹球	功能性力量训练——平衡垫弓步下蹲
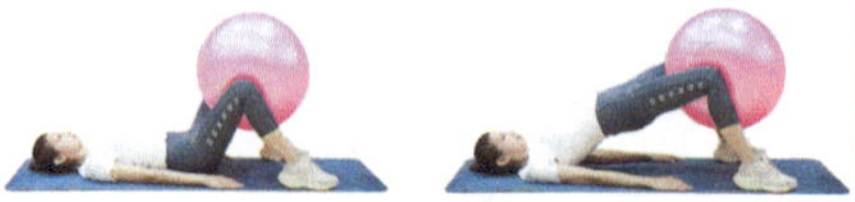	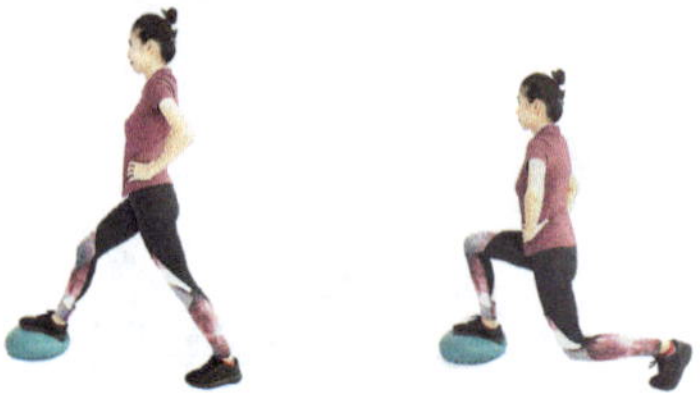
恢复再生训练——大腿外侧肌群松解	恢复再生训练——股四头肌松解
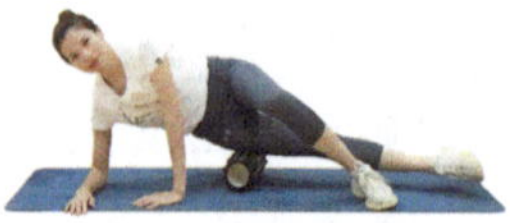	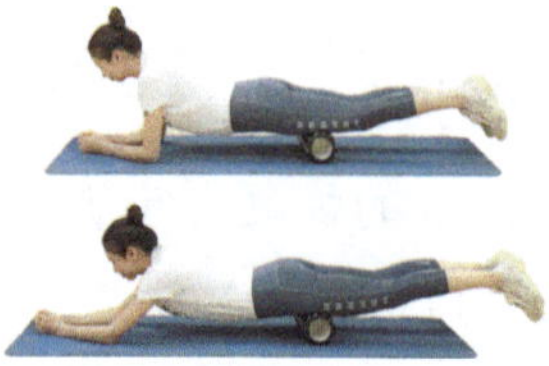
锻炼负荷：活动度和恢复再生 20 秒 /（侧 · 组）；肌肉强化 15 次 /（侧 · 组），根据不同年龄阶段可安排 3 ~ 6 组	

扫一扫

注：本方案中部分动作分类与前文略有差异。

第五节　踝关节损伤的预防训练

人体足部的骨骼较小，但连接紧密。踝关节部位的主要肌肉包括腓骨肌（帮助维持踝外侧稳定性）、腓肠肌和比目鱼肌等，它们共同作用使踝关节向下屈曲。踝关节处的跟腱非常有力，在人体行走和跑动时起承重和传递力量的作用，它可以承受跑动过程中相当于青少年几倍体重的张力，主要用来保持身体平衡和适应不同平面的应力，同时也有很好的减震作用。

要避免踝关节损伤，可以选择穿着保护踝关节的鞋、护踝等，但最重要的还是加强踝关节的力量和稳定性，解决踝关节肌肉力量不平衡等问题，合理安排力量训练和柔韧性训练比例。踝关节损伤的具体锻炼方法和训练方案如下。

一、活动度训练

1. 腓肠肌拉伸

（1）动作方法：站姿准备，双手撑墙，一侧足尖踩在踏板上，足跟着地拉伸腓肠肌（图 4–125）。两侧交替进行。

（2）动作要领：躯干前倾，增加肌肉拉伸幅度。

2. 比目鱼肌拉伸

（1）动作方法：站姿准备，双手撑墙，一侧足尖踩在踏板上，足跟悬空下压（图 4–126）。两侧交替进行。

（2）动作要领：足跟下压，躯干前倾，增加肌肉拉伸幅度。

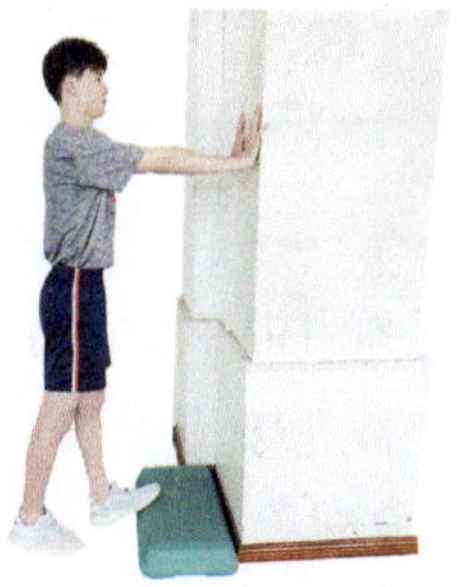

图 4–125　腓肠肌拉伸

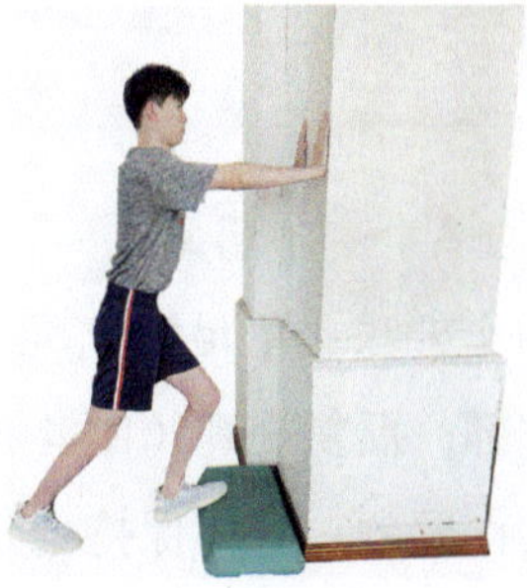

图 4–126　比目鱼肌拉伸

锻炼小贴士

针对小腿周围肌群、韧带和踝关节周围小肌群、韧带进行活动度训练时，需循序渐进加大活动幅度。

二、肌肉激活与稳定性训练

1. 压球提踵

（1）动作方法：单足站立准备，双手抱瑞士球压于墙面，支撑腿足跟抬离地面，足尖着地，再放下足跟，依次重复（图 4–127）。两侧交替进行。

（2）动作要领：加大提踵高度，快提慢落。

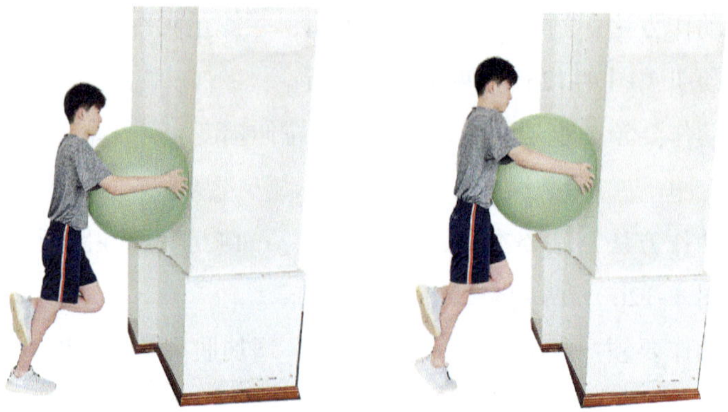

图 4–127 压球提踵

2. 抗阻提踵（纵向弹力带）

（1）动作方法：单足站立准备，支撑足踩弹力带一端，将弹力带另一端固定在肩部，反复提踵（图 4–128）。两侧交替进行。

（2）动作要领：身体保持稳定，控制动作速度。

3. 单足站立

（1）动作方法：单足站立准备，支撑足踩在平衡垫上，另侧腿抬离地面，双手叉腰，保持静止（图 4–129）。

（2）动作要领：踝关节支撑稳定，躯干减少晃动。

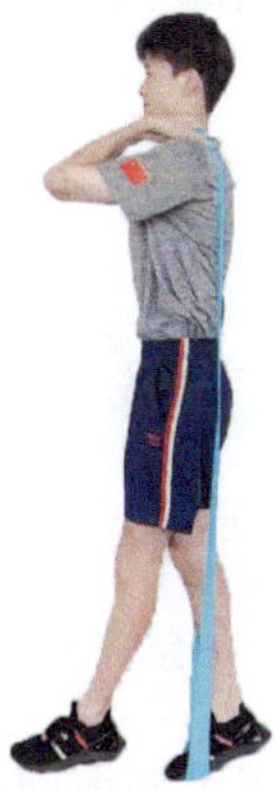

图 4–128　抗阻提踵（纵向弹力带）

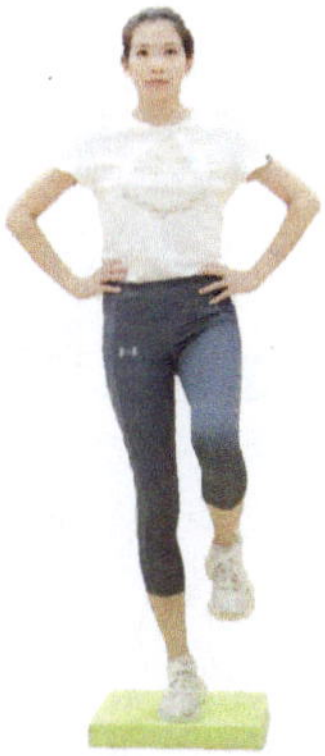

图 4–129　单足站立

4. 燕式平衡摸点（单足摸点）

（1）动作方法：单足站立准备，双臂侧平举，支撑腿屈髋屈膝，躯干前倾，单手依次触碰体前三个标志筒（图 4–130）。两侧交替进行。

（2）动作要领：支撑腿保持稳定，躯干减少晃动。

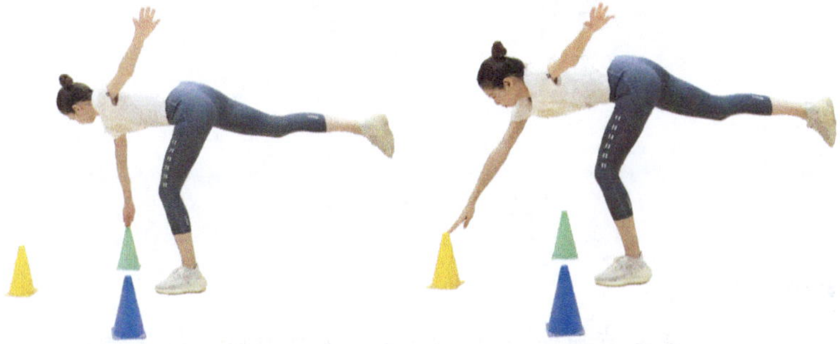

图 4–130　燕式平衡摸点（单足摸点）

5. 踝关节对抗运动

（1）动作方法：坐姿准备，一侧腿屈膝支撑地面，另侧腿直膝置于垫上，并在足尖固定弹力带，踝关节进行屈伸运动，指导者通过弹力带给予不同方向的阻力（图 4–131）。两侧交替进行。

（2）动作要领：逐渐加大踝关节运动的力度和幅度。

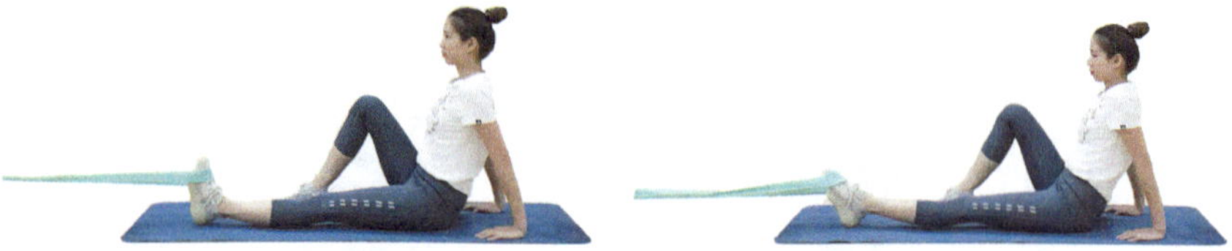

图 4–131　踝关节对抗运动

6. 单足站立抛接球

（1）动作方法：单足站立于平衡垫上方，双手屈肘前平举，进行抛接球练习（图 4–132）。两侧交替进行。

（2）动作要领：身体保持稳定，躯干减少倾斜。

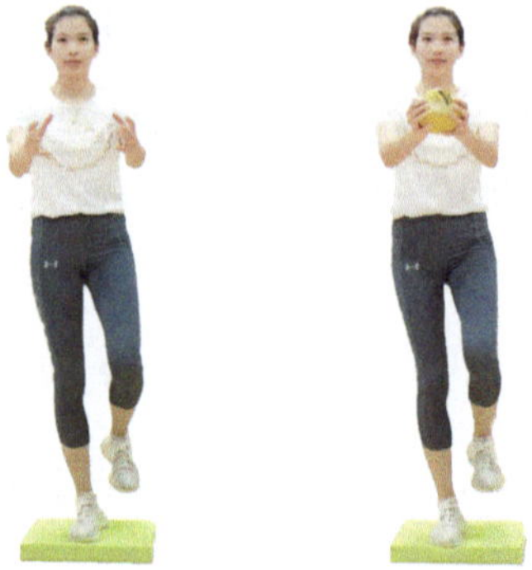

图 4–132　单足站立抛接球

锻炼小贴士

青少年在进行踝关节损伤恢复训练时，注意力应始终保持集中，可选择不稳定界面或减小支撑面面积来提高难度，躯干和膝关节保持稳定。

三、功能性力量训练

1. 抗阻多向跳

（1）动作方法：站姿准备，将迷你弹力带固定在小腿处，双腿分开，进行多方向跳跃（图 4–133）。

（2）动作要领：对抗外界阻力，身体保持稳定。

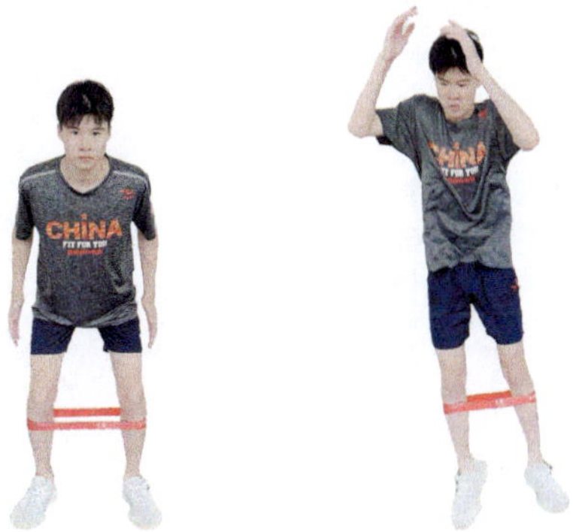

图 4–133　抗阻多向跳

2. 抗阻提踵（横向弹力带）

（1）动作方法：单足站立，双手持哑铃负重，支撑腿固定弹力带，进行单足提踵（图 4–134）。两侧交替进行。

（2）动作要领：身体保持稳定，快起慢落。

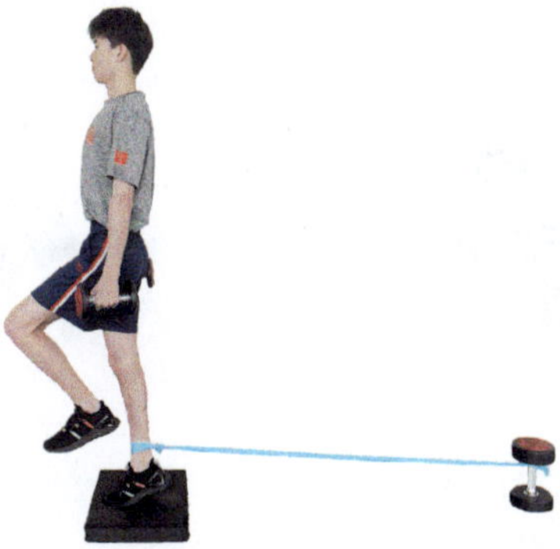

图 4–134　抗阻提踵（横向弹力带）

3. 坐姿重物提踵

（1）动作方法：坐姿准备，腿负重物，原地进行踝关节提踵练习（图 4–135）。两侧可同时进行或交替进行。

（2）动作要领：控制动作速度。

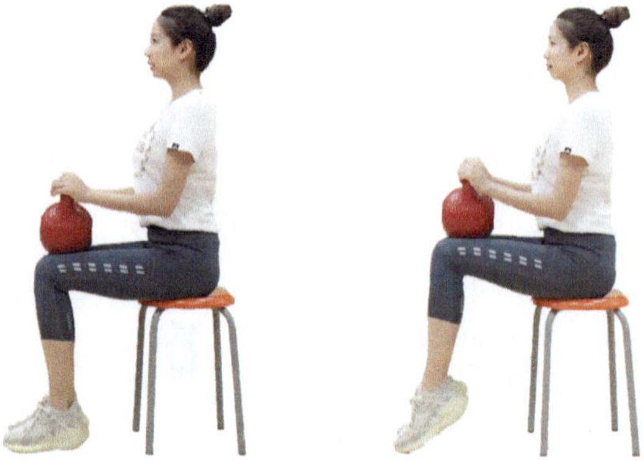

图 4–135　坐姿重物提踵

4. 踏板交替跳

（1）动作方法：站姿准备，单足屈髋屈膝踩在踏板上方，另侧腿支撑地面，踏板上腿蹬地跳跃，同时两足交换位置（图 6–136）。

（2）动作要领：蹬地有力，落地稳定。

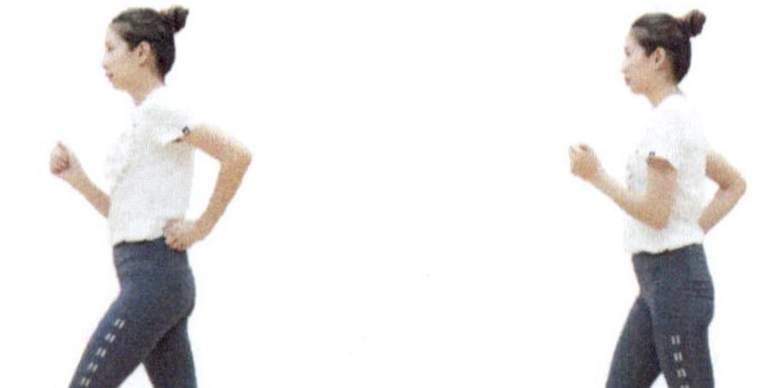

图 4–136　踏板交替跳

5. 六边形跳

（1）动作方法：站姿准备，双足并拢立于六边形中心，双手屈肘置于体侧，双腿在六边形中心与各边外侧位置按顺时针或逆时针顺序进行往复跳跃（图 4–137）。

（2）动作要领：上下肢协调摆动，连续快速跳跃。

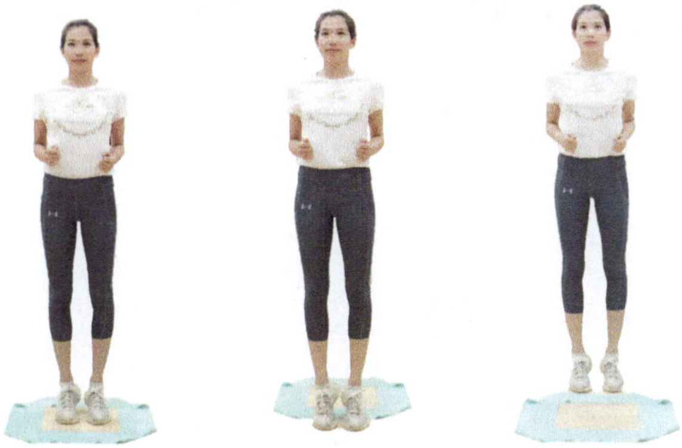

图 4–137　六边形跳

6. 抗阻勾足

（1）动作方法：坐姿准备，一侧腿屈髋屈膝，另侧腿直膝，前脚掌固定弹力带，踝关节进行内翻、外翻对抗（图 4–138）。

（2）动作要领：踝关节内翻、外翻达到最大幅度时静止 3 秒。

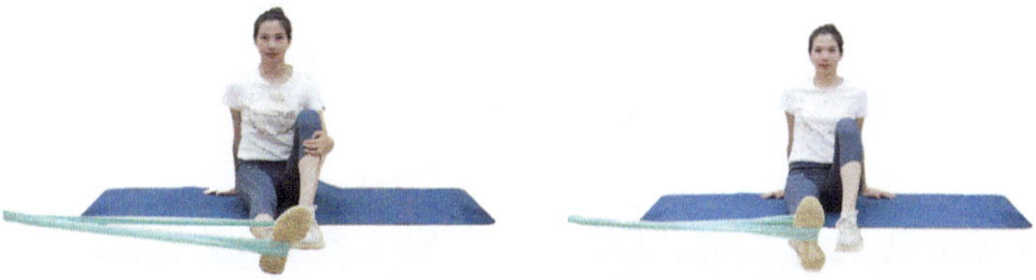

图 4–138　抗阻勾足

锻炼小贴士

青少年进行踝关节的不同幅度和角度的功能性力量训练，可以加强跟腱和踝关节韧带、肌群的力量。

四、恢复再生训练

1. 腓肠肌拉伸

（1）动作方法：站姿准备，双手撑墙，一侧足尖踩在踏板上，足跟着地拉伸腓肠肌（图 4–139）。两侧交替进行。

（2）动作要领：躯干前倾，增加肌肉拉伸幅度。

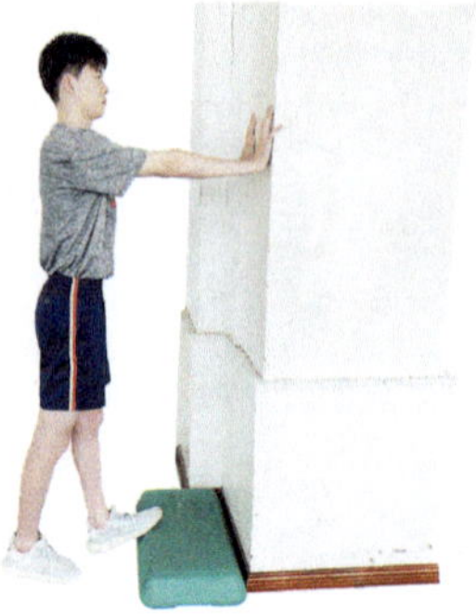

图 4–139　腓肠肌拉伸

2. 比目鱼肌拉伸

（1）动作方法：站姿准备，双手撑墙，一侧足尖踩在踏板上，足跟悬空下压（图 4–140）。两侧交替进行。

（2）动作要领：足跟下压，躯干前倾，增加肌肉拉伸幅度。

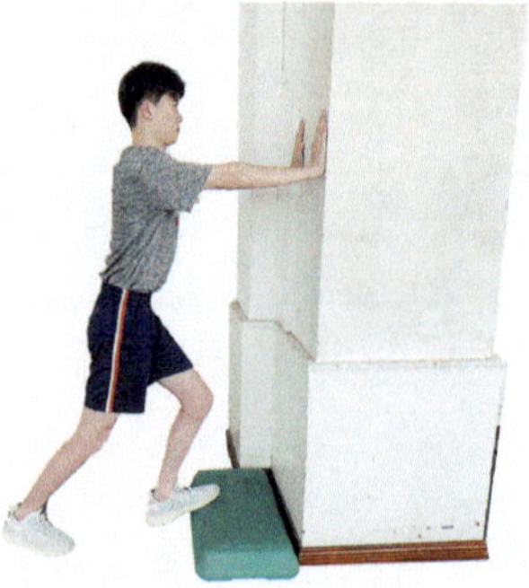

图 4–140　比目鱼肌拉伸

3. 胫骨前肌拉伸

（1）动作方法：跪姿准备，双手向后支撑，躯干后仰，臀部坐于足跟上（图 4–141）。

（2）动作要领：双足绷足尖，躯干后仰，增加肌肉拉伸幅度。

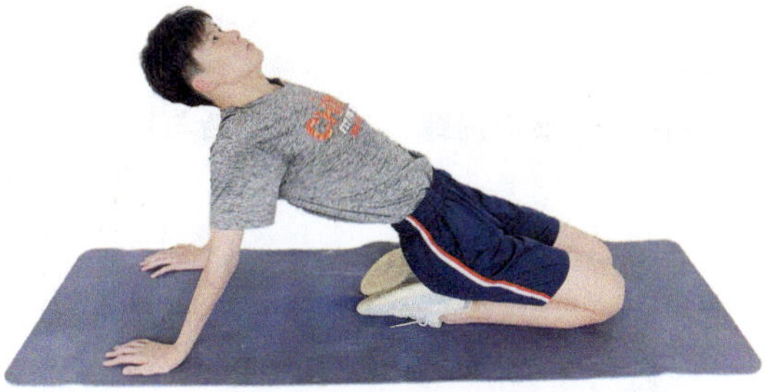

图 4–141　胫骨前肌拉伸

4. 小腿三头肌松解

（1）动作方法：坐姿准备，双手撑地，臀部抬离地面，双腿伸直并拢放于泡沫轴上方，进行滚动松解（图 4–142）。

（2）动作要领：根据小腿三头肌走向进行松解。

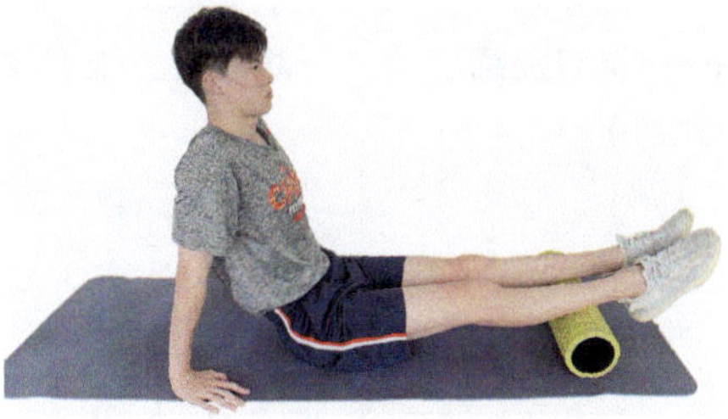

图 4–142　小腿三头肌松解

锻炼小贴士

有些小腿肌群和跟腱的止点附着于踝关节处。针对小腿周围肌群进行拉伸和恢复，可以有效松解踝关节周围肌群和韧带。

踝关节损伤预防训练方案

活动度训练——腓肠肌拉伸	活动度训练——比目鱼肌拉伸
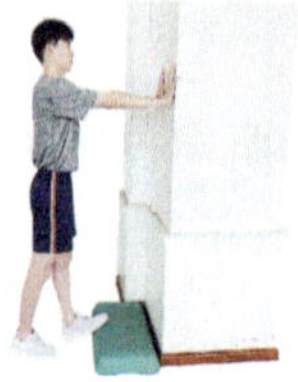	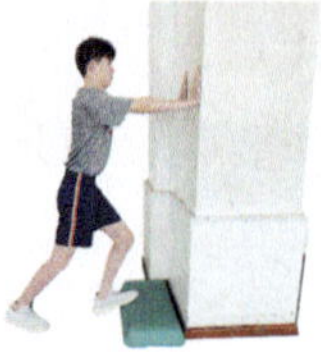
肌肉激活与稳定性训练——压球提踵	肌肉激活与稳定性训练——抗阻提踵（纵向弹力带）
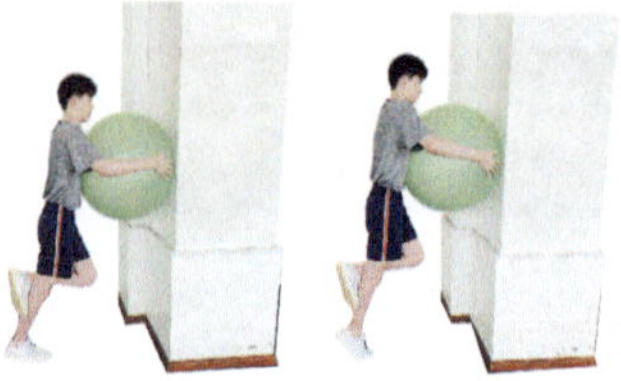	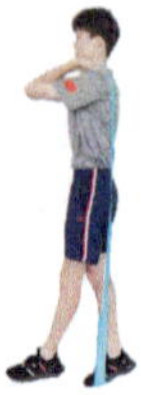
肌肉激活与稳定性训练——单足站立抛接球	功能性力量训练——抗阻多向跳
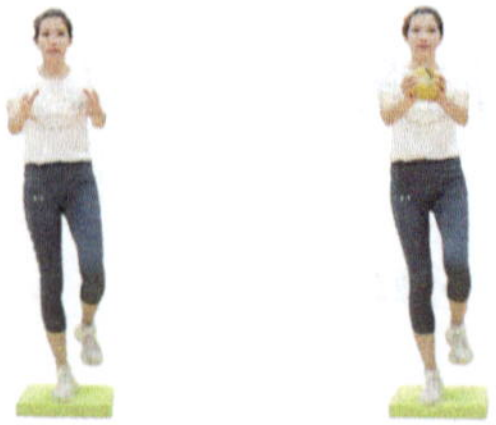	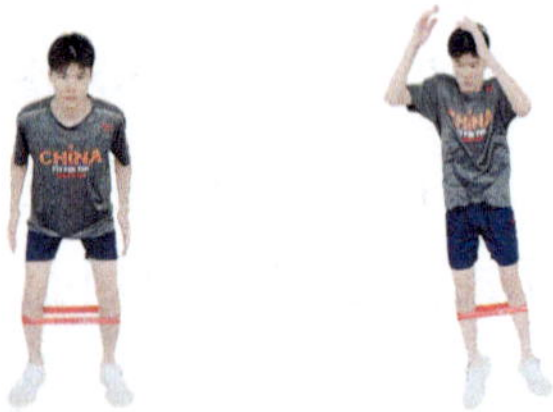
功能性力量训练——抗阻提踵（横向弹力带）	功能性力量训练——坐姿重物提踵
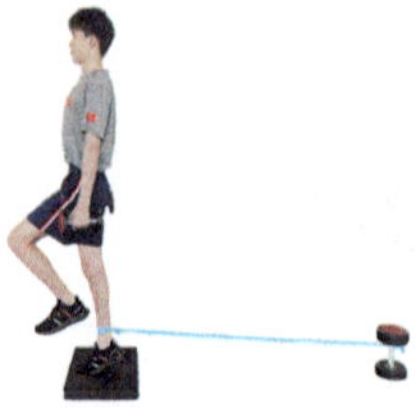	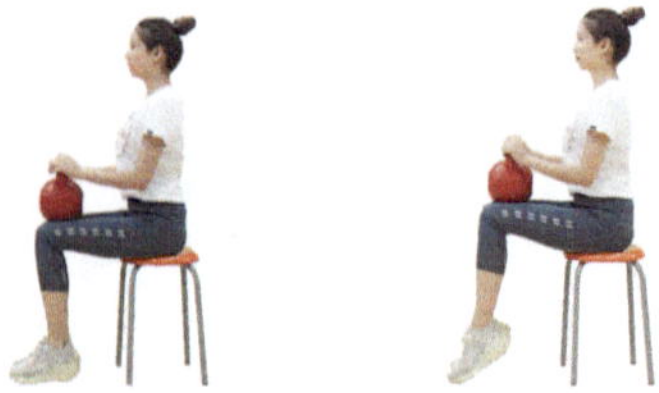
恢复再生训练——胫骨前肌拉伸	恢复再生训练——小腿三头肌松解
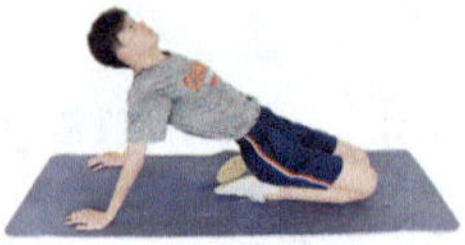	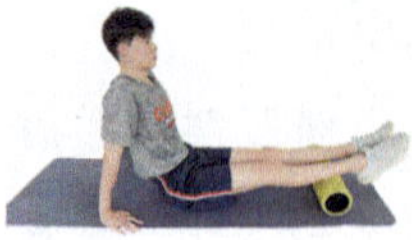
锻炼负荷：动态动作 15 次 /（侧 · 组），静态保持动作 30 ～ 60 秒 /（侧 · 组），根据不同年龄阶段可安排 3 ～ 6 组	

扫一扫

第五章

青少年常见运动损伤的康复练习方案示例

在青少年日常运动中，结合基本康复练习动作和运动项目特征，可以组合出多种多样的个性化方案。本章在前文介绍的青少年常见运动损伤的预防训练方法的基础上，提供了针对青少年常见运动损伤的详细组合康复练习方案，主要有：

（1）颈部肌肉损伤疼痛康复练习方案；

（2）颈部疼痛康复练习方案；

（3）肩周炎康复练习方案；

（4）上背部疼痛康复练习方案；

（5）腰背部疼痛康复练习方案；

（6）腹股沟拉伤康复练习方案；

（7）梨状肌综合征康复练习方案；

（8）弹响髋综合征康复练习方案；

（9）膝关节软组织损伤康复练习方案；

（10）膝关节半月板损伤康复练习方案；

（11）足底筋膜炎康复练习方案。

扫一扫

1. 颈部肌肉损伤疼痛康复练习方案（表 5-1）

表 5-1　颈部肌肉损伤疼痛康复练习方案

颈部屈伸	颈部侧移
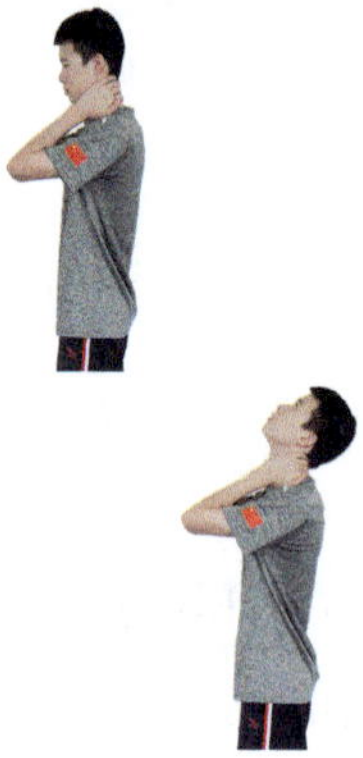	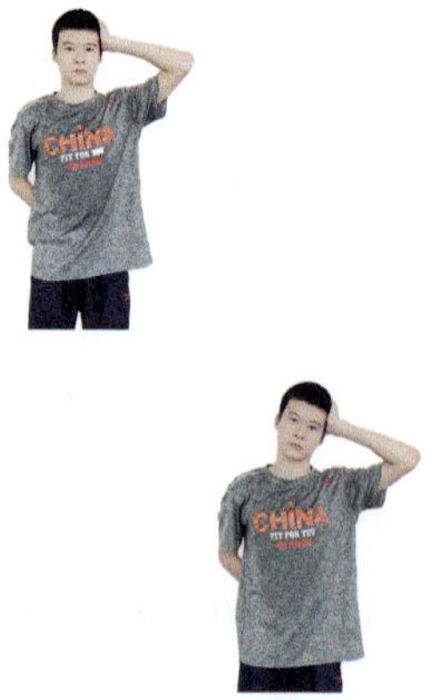
仰卧抬头	侧卧侧抬头
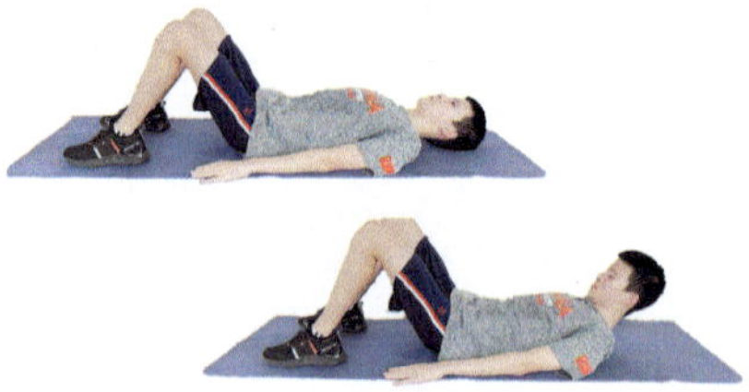	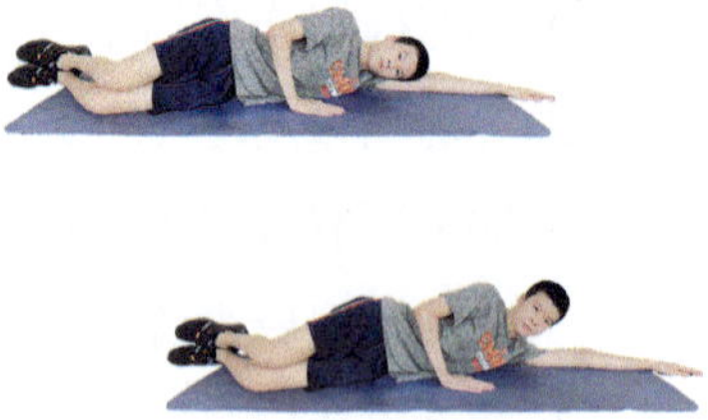
跪姿颈部屈伸	肩胛骨收缩
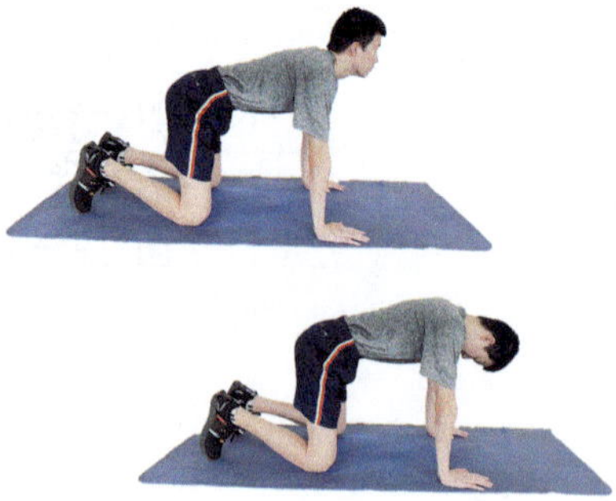	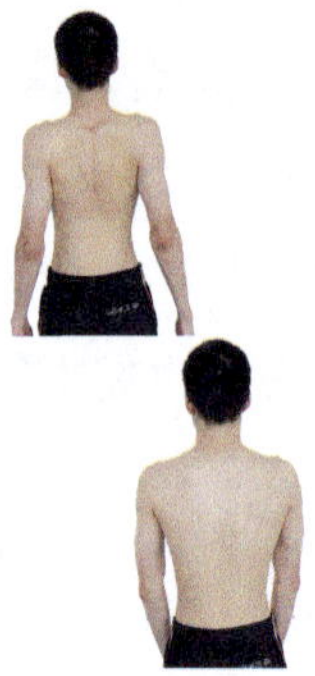
锻炼负荷：15 次 /（侧 · 组），每个动作到达最大幅度后静止 2 ～ 3 秒，建议做 3 ～ 6 组	

2. 颈部疼痛康复练习方案（表 5-2）

表 5-2　颈部疼痛康复练习方案

抱头颈椎转体	颈前后伸
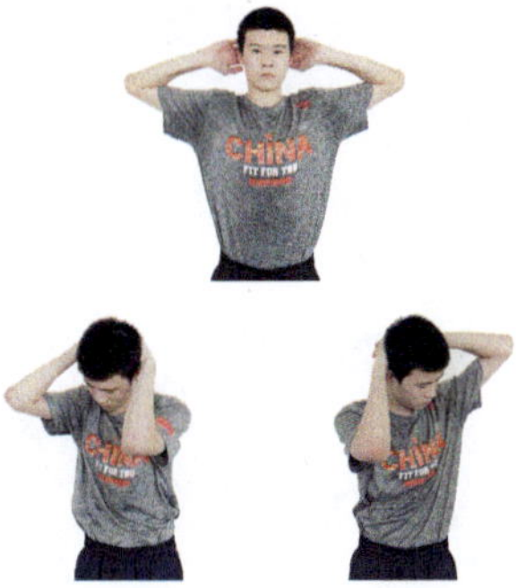	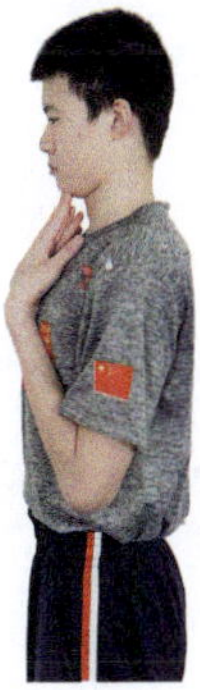
颈部左右转动	**颈部侧向拉伸**
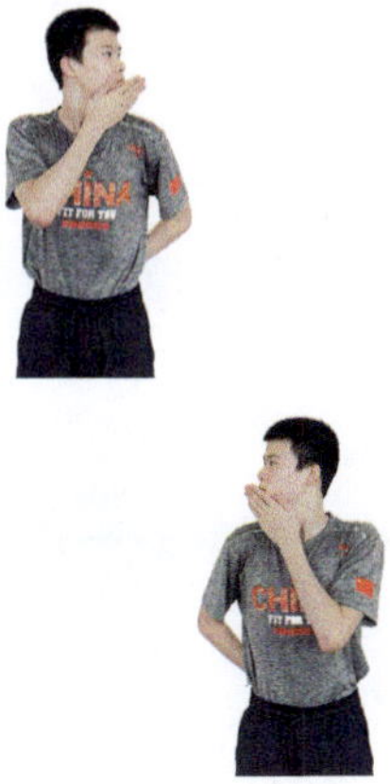	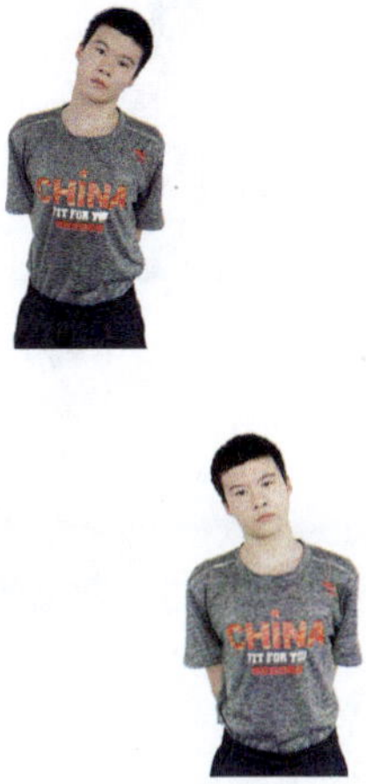

续表

抱头展肘后仰	仰卧收下巴
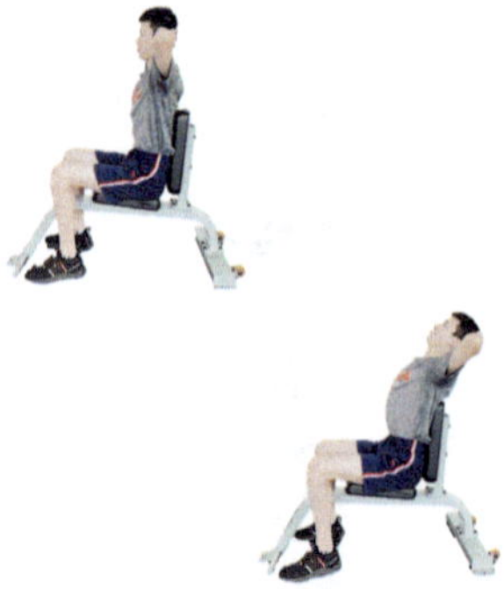	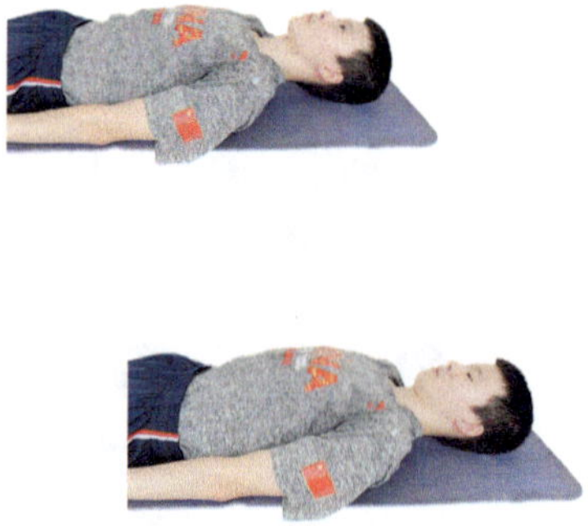
肩胛骨收缩	侧卧手臂上举
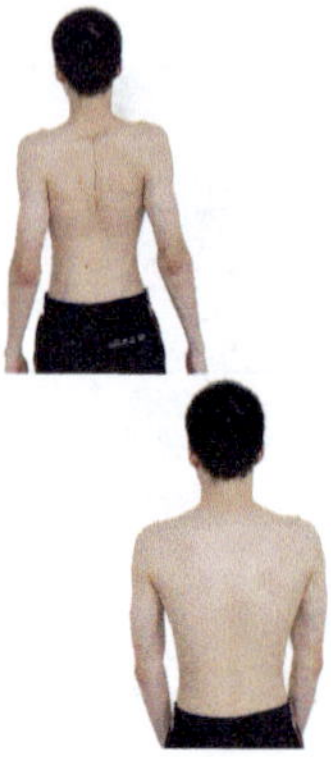	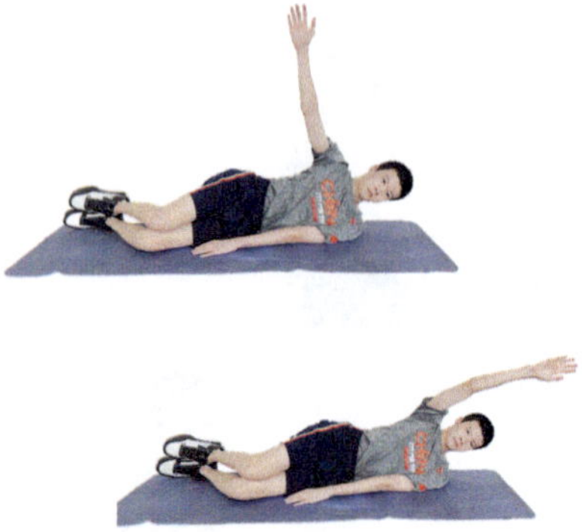
锻炼负荷：15 次 /（侧·组），每个动作到达最大幅度后静止 2 ~ 3 秒，建议做 3 ~ 6 组	

3. 肩周炎康复练习方案（表 5-3）

表 5-3　肩周炎康复练习方案

站姿直臂上举	体后直臂上举
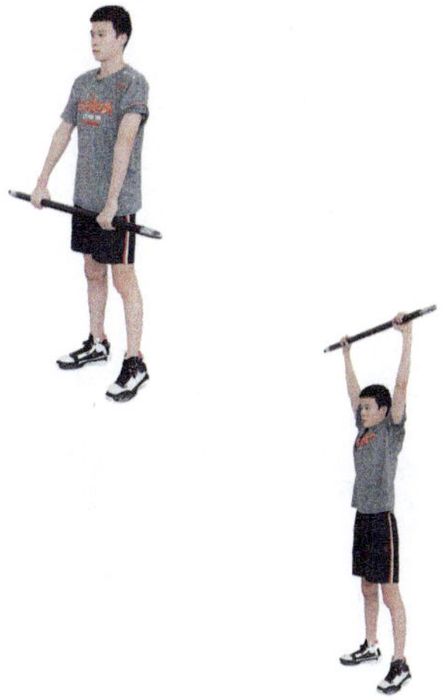	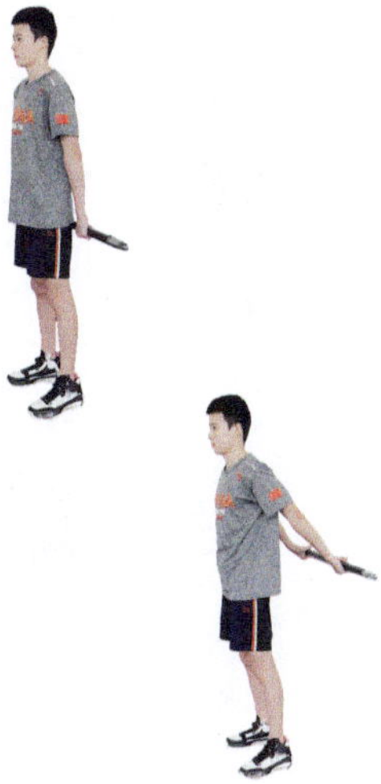
仰卧手臂上举	**肩后上下移动**
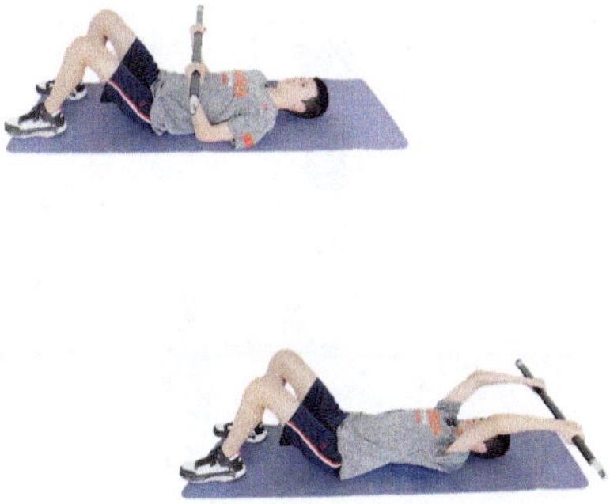	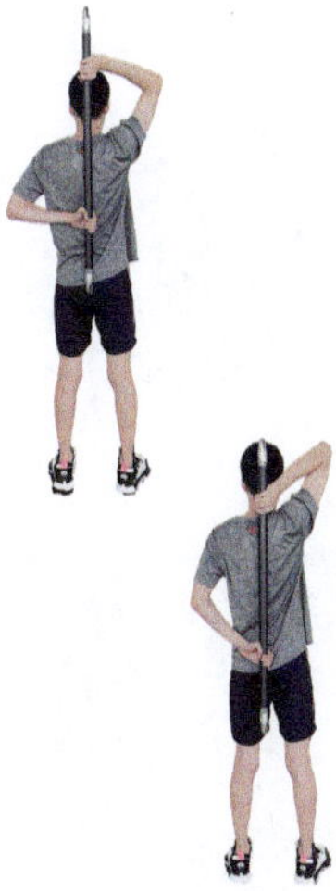

续表

直臂肩部画圈	肩部转动
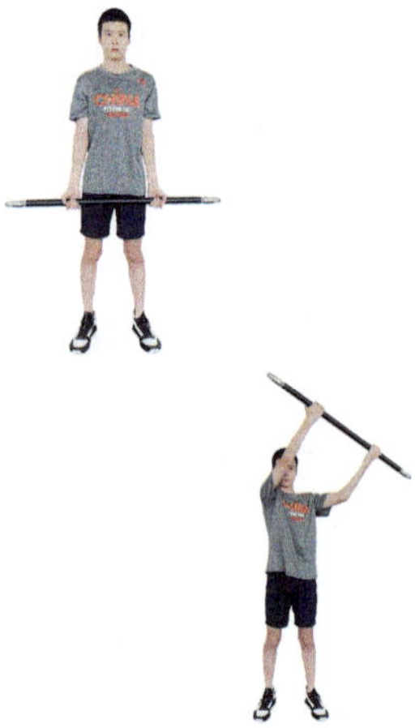	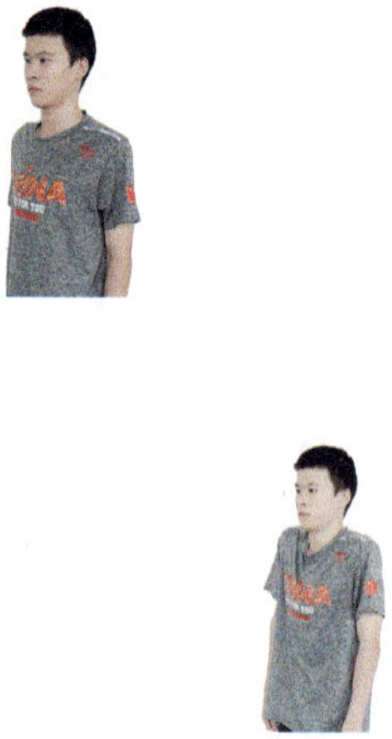
双手上举躯干下压	胸大肌拉伸
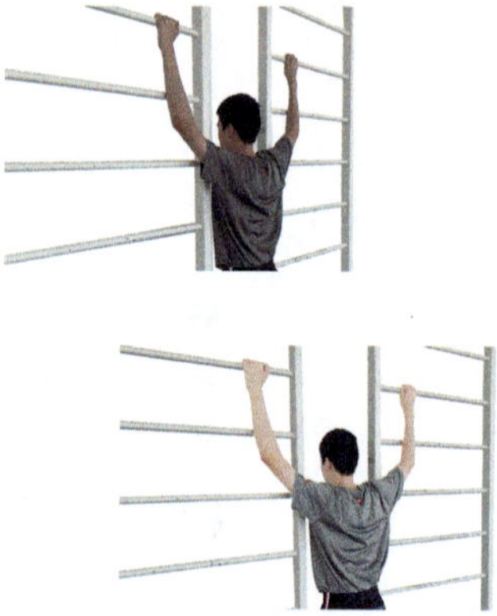	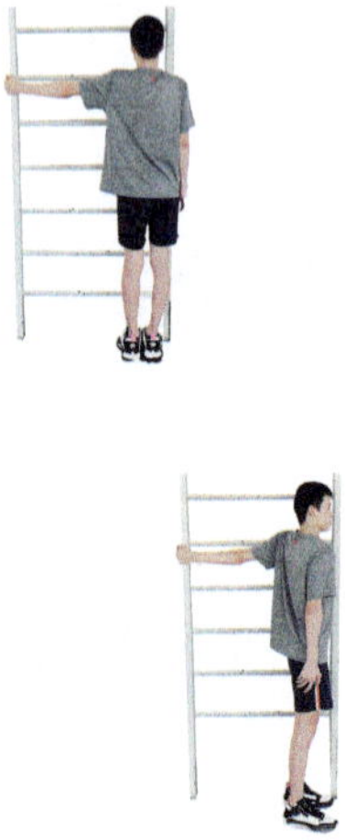
锻炼负荷：15 次 /（侧 · 组），每个动作到达最大幅度后静止 2 ~ 3 秒，建议做 3 ~ 6 组	

4. 上背部疼痛康复练习方案（表 5-4）

表 5-4　上背部疼痛康复练习方案

双手上举躯干下压	抱头展肘后仰
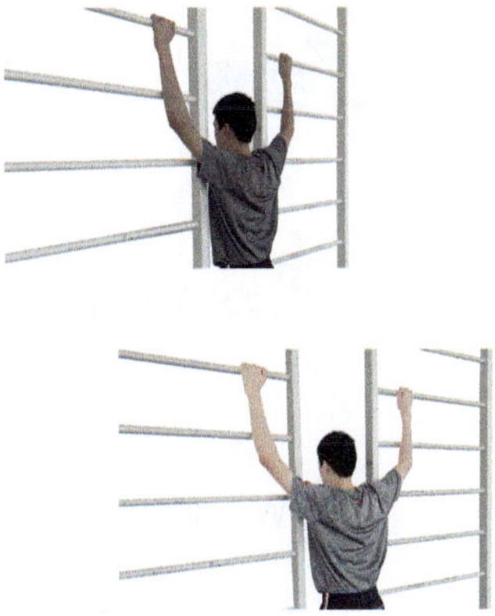	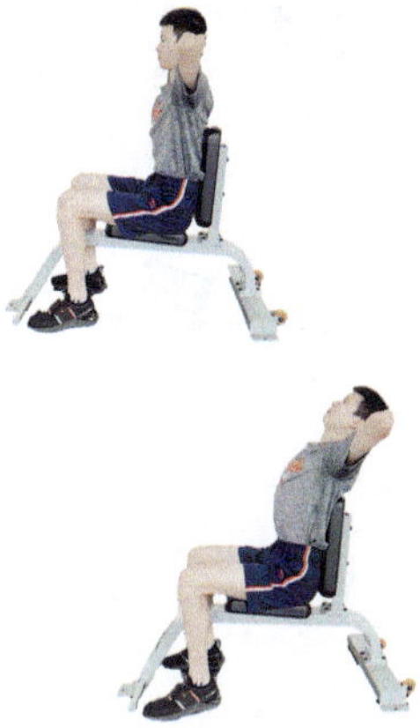
W 上举	肩胛骨收缩
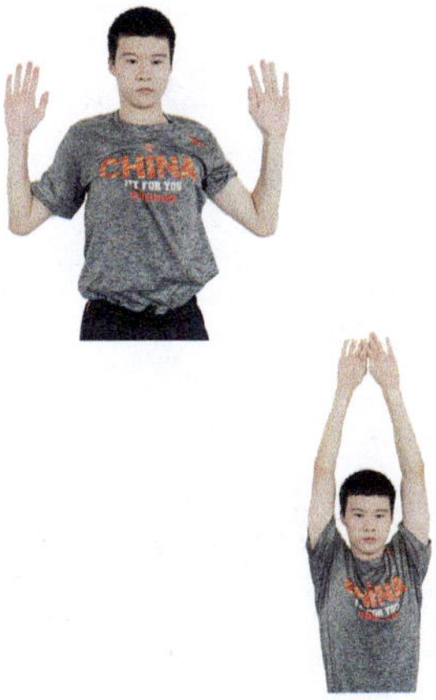	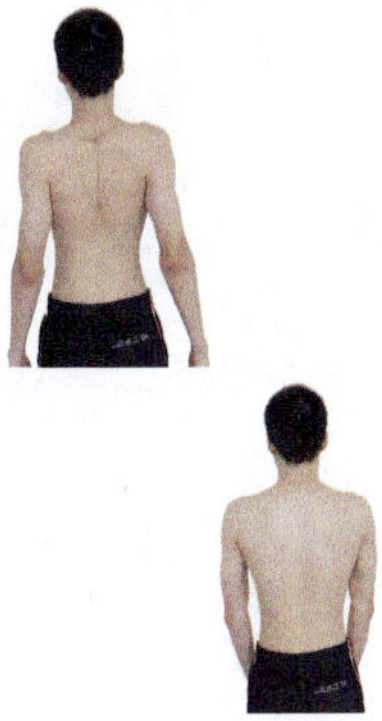

续表

俯卧 T 上举	坐姿躯干前倾
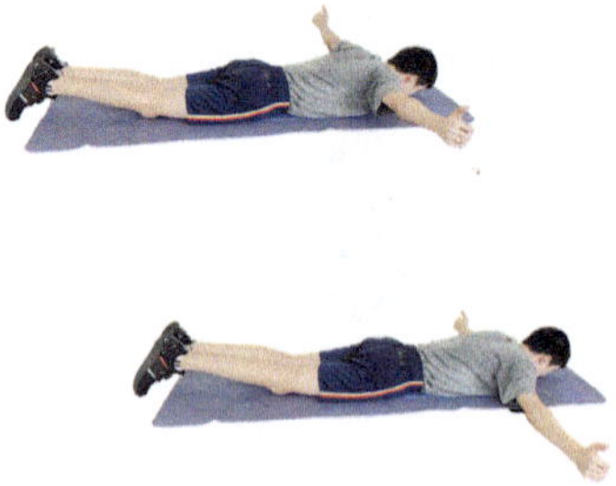	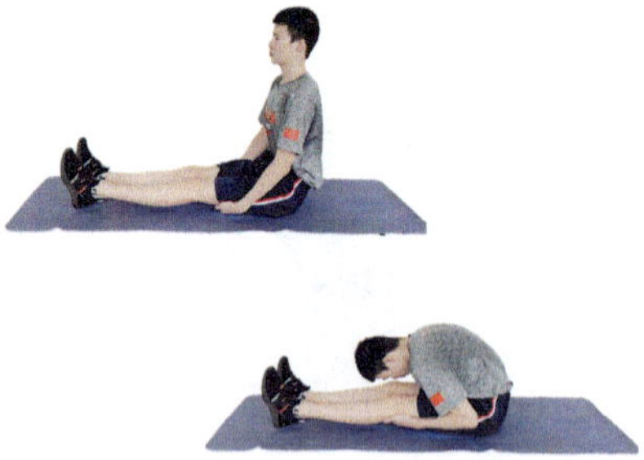
跪姿二点支撑	阻力 W 后伸
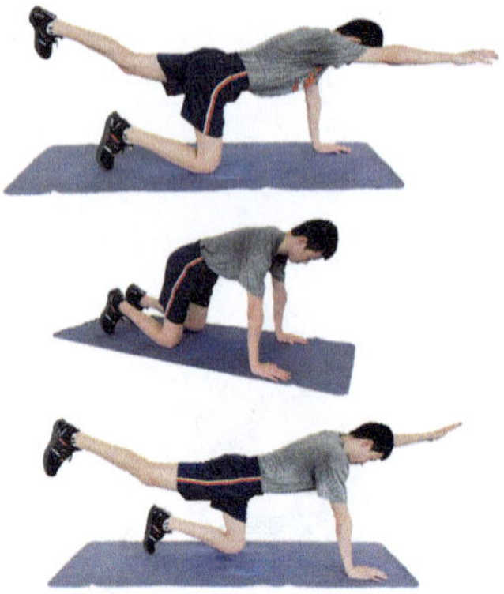	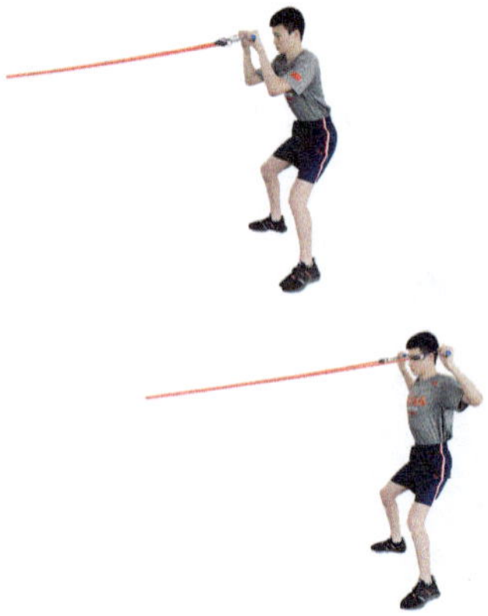
锻炼负荷：15 次 /（侧·组），每个动作到达最大幅度后静止 2 ~ 3 秒，建议做 3 ~ 6 组	

5. 腰背部疼痛康复练习方案（表 5-5）

表 5-5　腰背部疼痛康复练习方案

单腿躯干下压	跪姿脊柱伸展
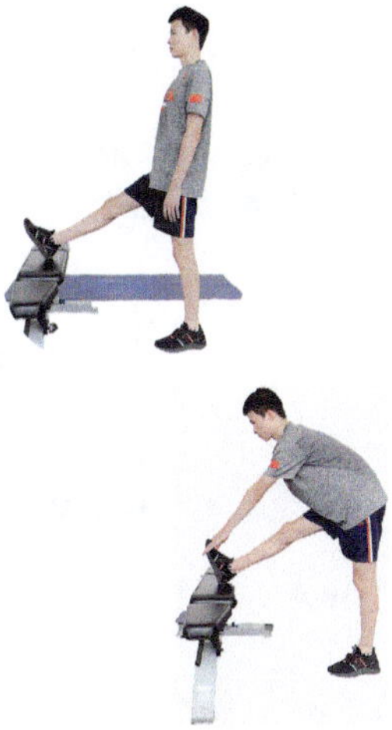	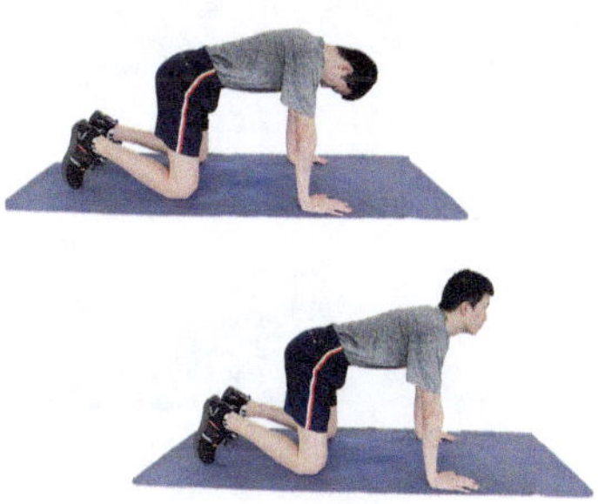
跪姿二点支撑	仰卧腰椎上下
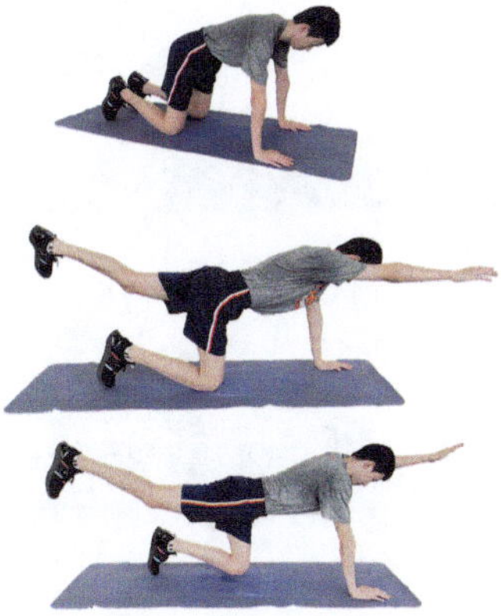	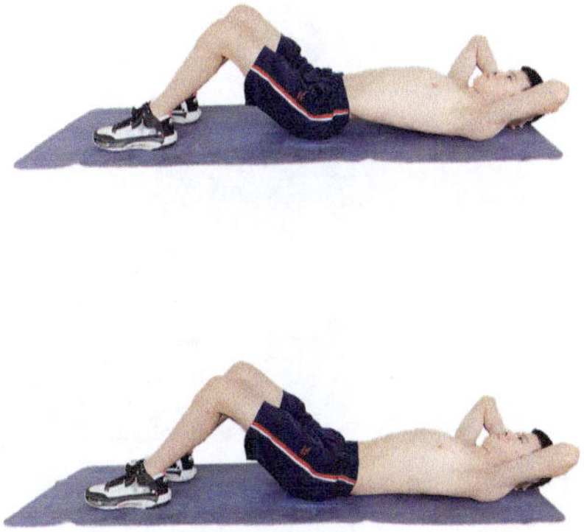

续表

仰卧卷腹	俯卧挺身
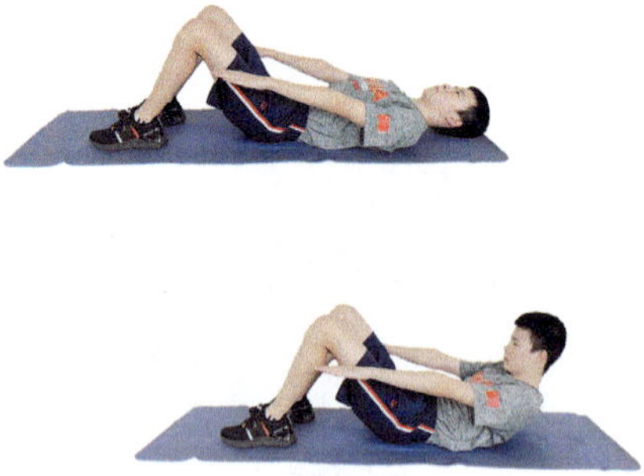	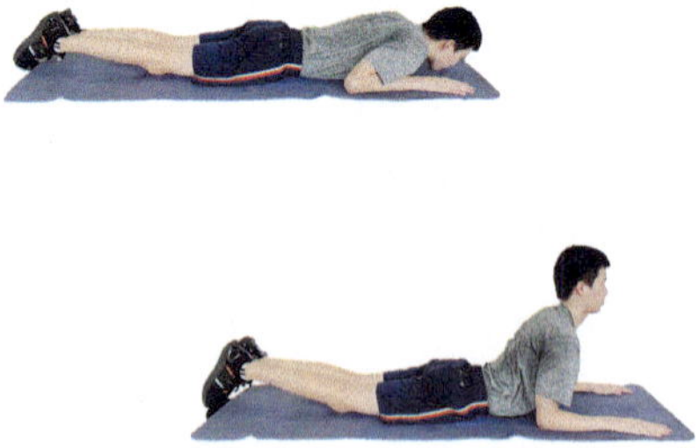
仰卧 4 字拉伸	侧桥上下
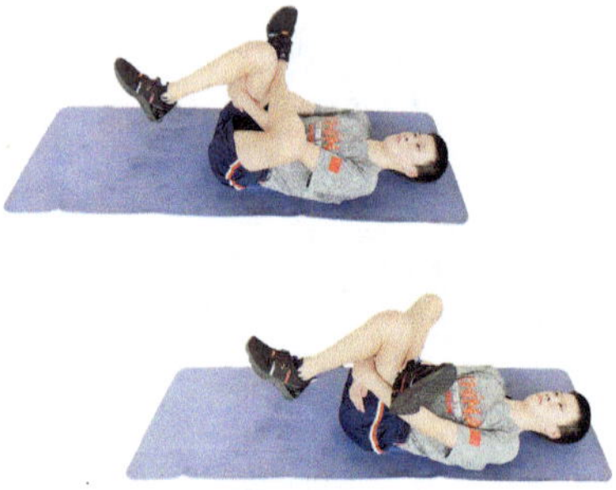	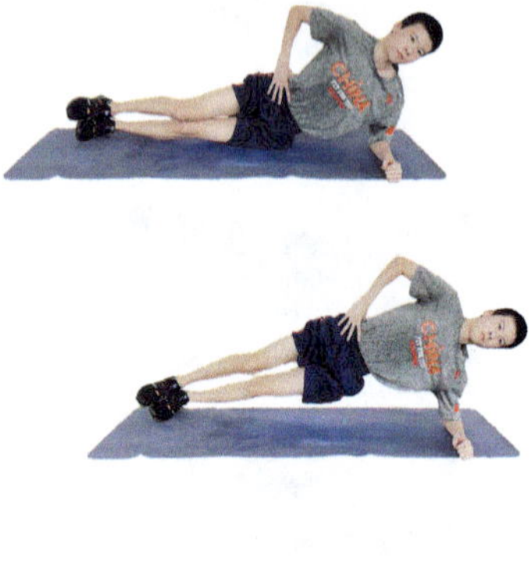
锻炼负荷：动态动作 15 次 /（侧·组）；静态动作保持 30 秒 / 组，每个动作到达最大幅度后静止 2 ~ 3 秒，建议做 3 ~ 6 组	

6. 腹股沟拉伤康复练习方案（表 5-6）

表 5-6　腹股沟拉伤康复练习方案

仰卧屈膝展髋	仰卧举腿
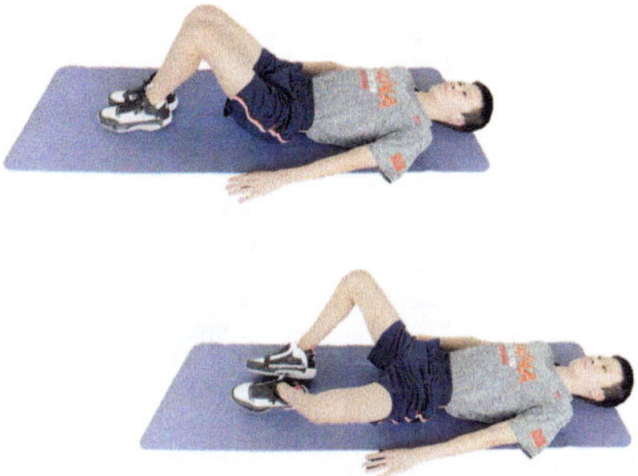	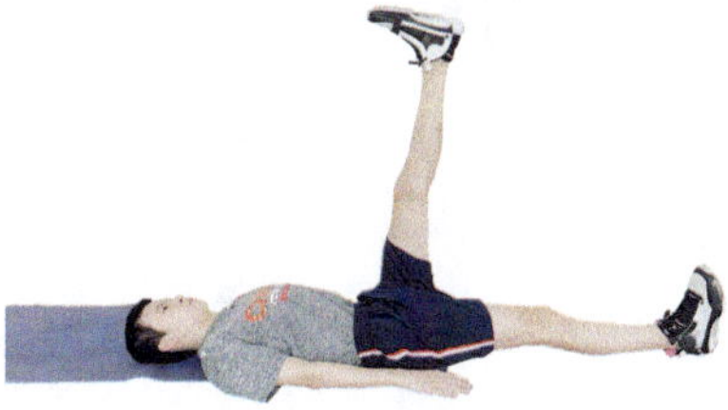
侧卧抬腿	仰卧单腿上抬
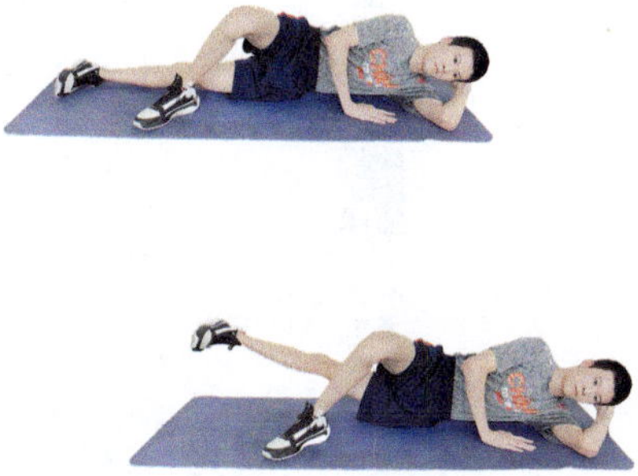	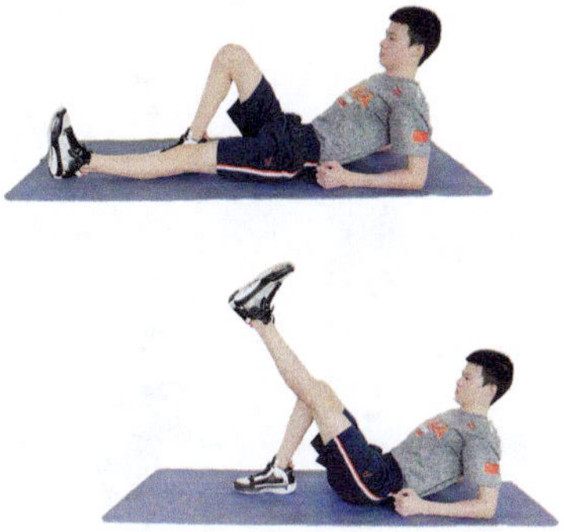

续表

抗阻单腿前拉	抗阻单腿后拉
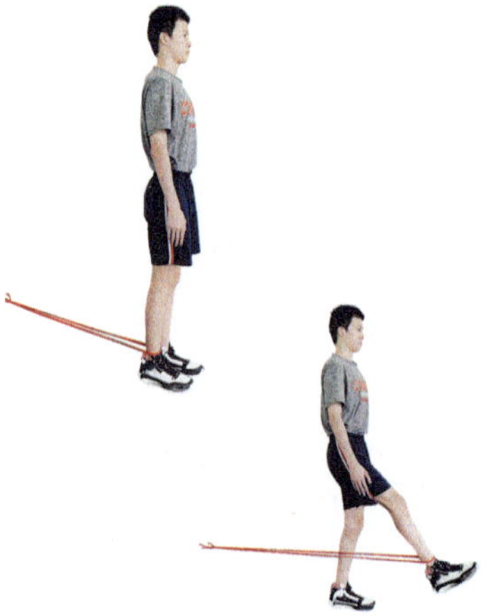	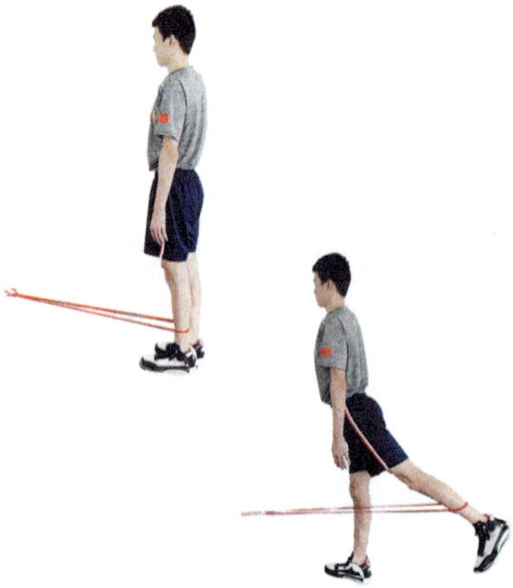
抗阻单腿外展	抗阻单腿内收
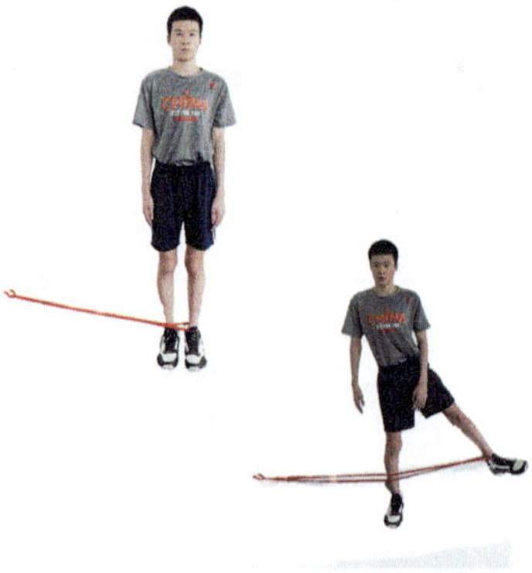	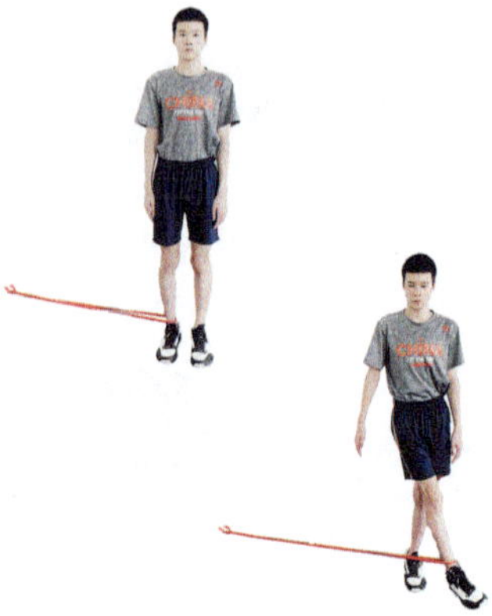
锻炼负荷：15 次 /（侧·组），每个动作到达最大幅度后静止 2 ~ 3 秒，建议做 3 ~ 6 组	

7. 梨状肌综合征康复练习方案（表 5-7）

表 5-7　梨状肌综合征康复练习方案

仰卧 4 字拉伸	单腿躯干下压
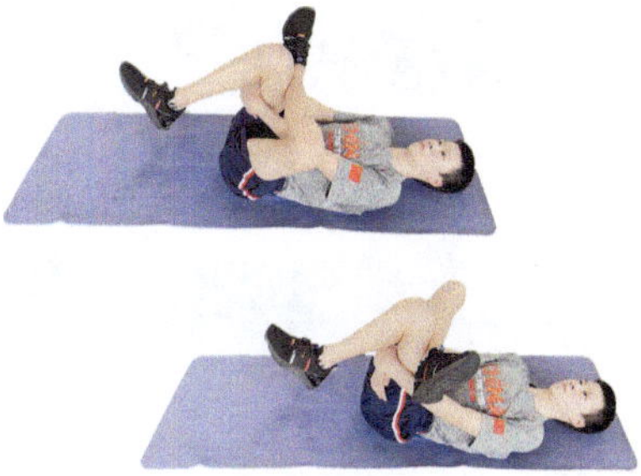	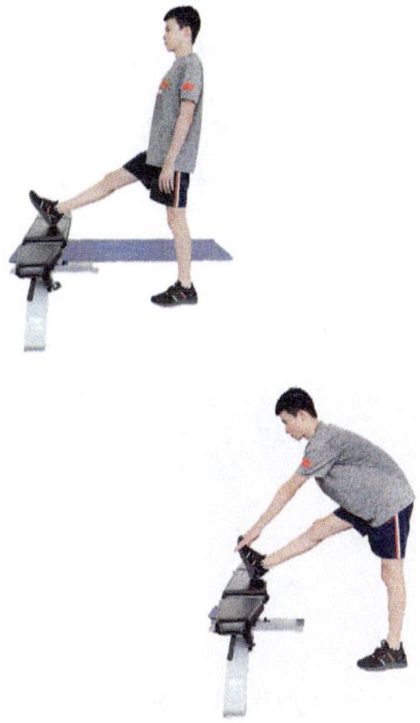
抗阻单腿外展	平板上下收腹
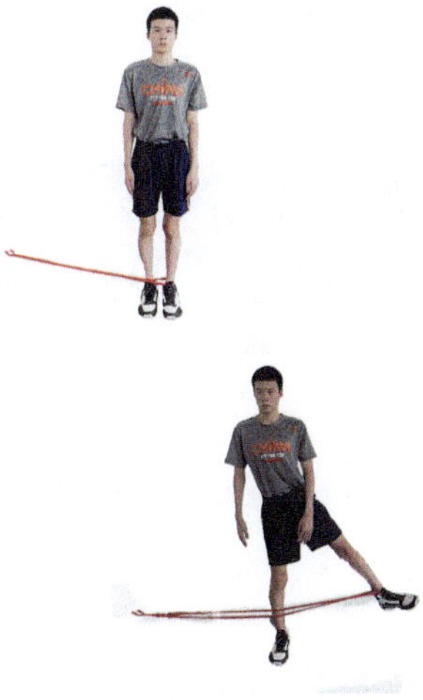	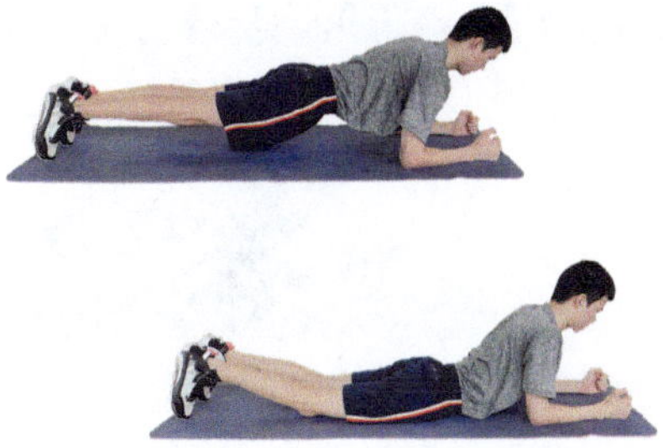

续表

动态侧桥（同侧桥上下）	俯卧交替屈膝
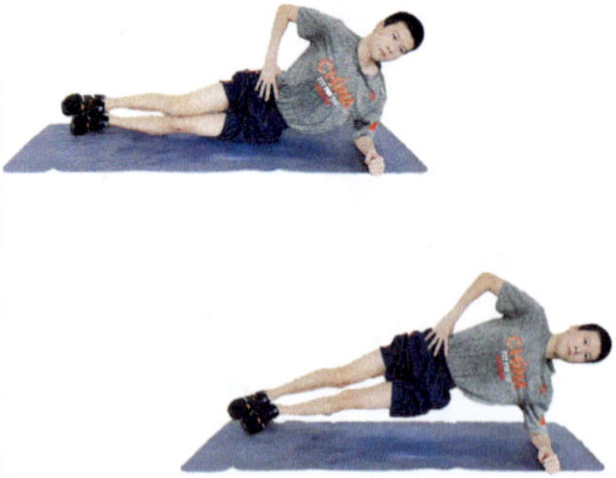	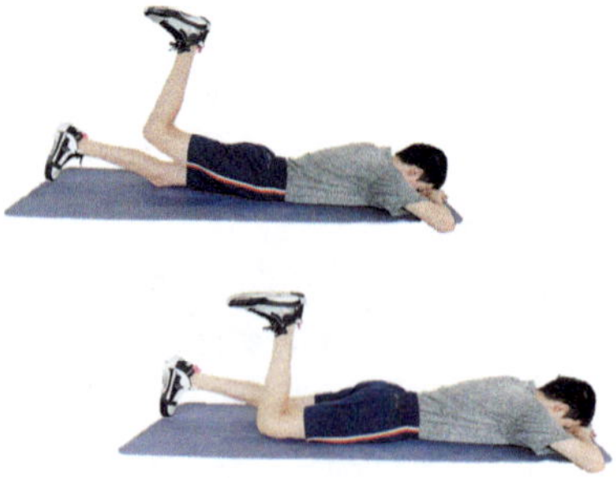
侧卧屈膝展髋	梨状肌拉伸
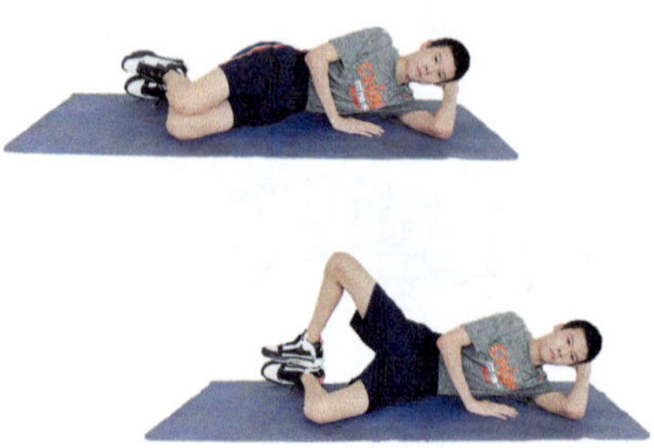	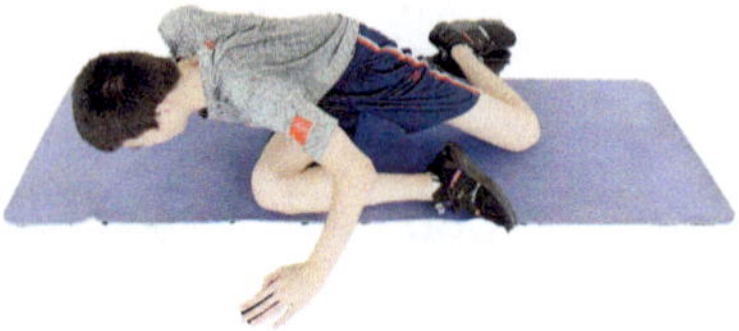
锻炼负荷：15 次 /（侧 · 组），每个动作到达最大幅度后静止 2 ~ 3 秒，建议做 3 ~ 6 组	

8. 弹响髋综合征康复练习方案（表 5-8）

表 5-8　弹响髋综合征康复练习方案

单腿屈膝后拉	仰卧举腿
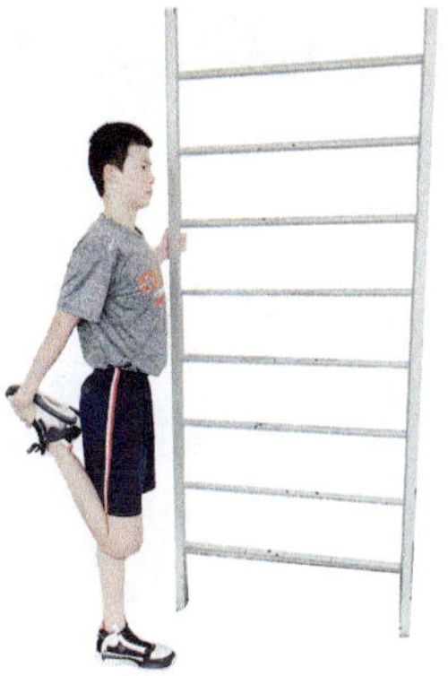	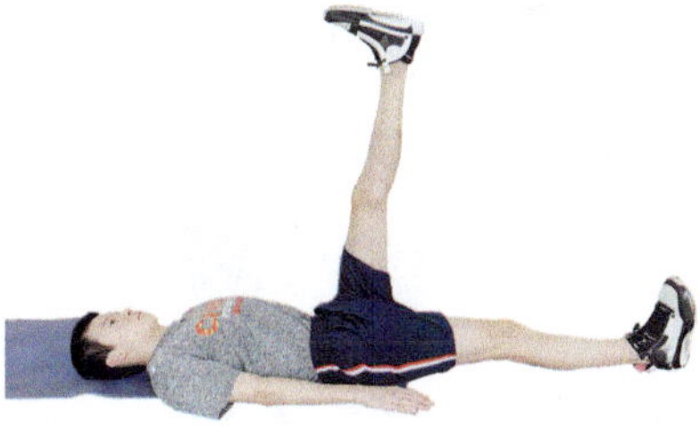
仰卧 4 字拉伸	交叉腿体前屈
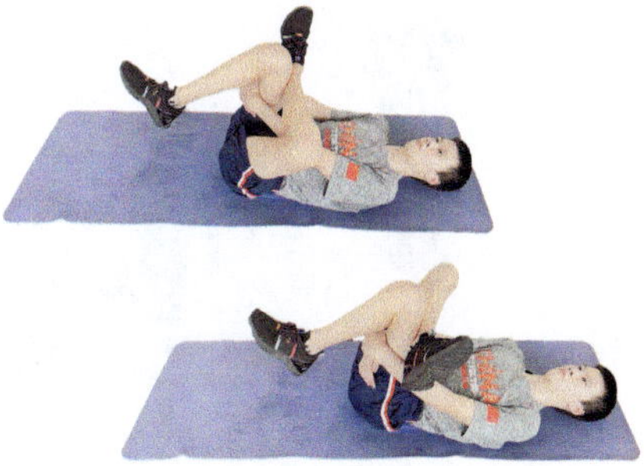	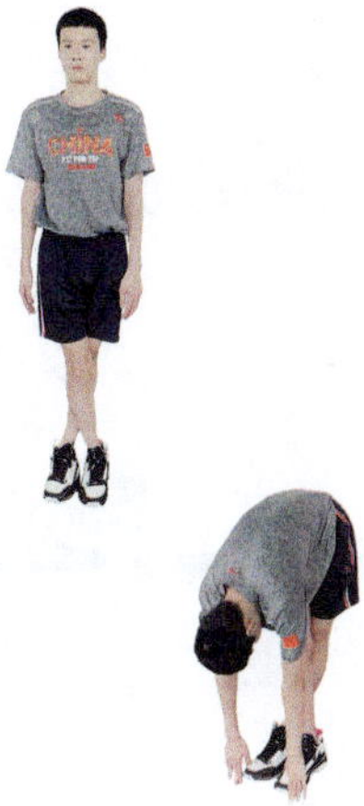

续表

侧伸展	俯卧抬腿
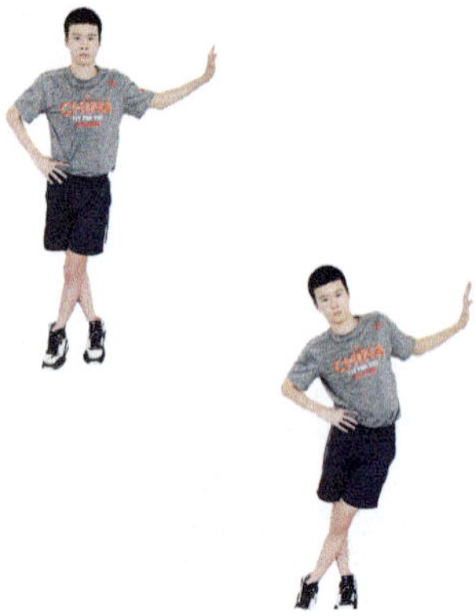	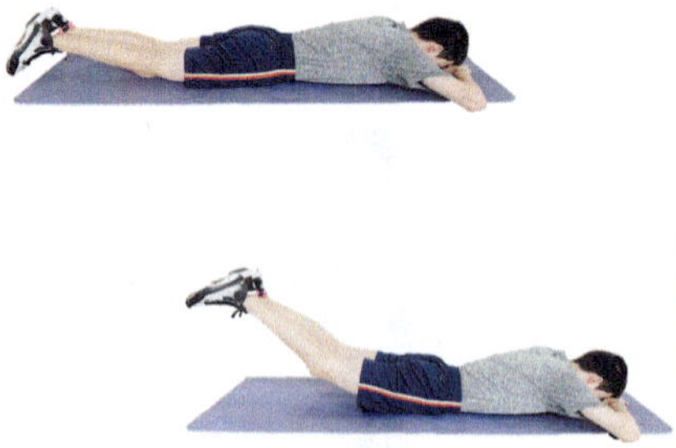
侧卧抬腿	抗阻单腿外展
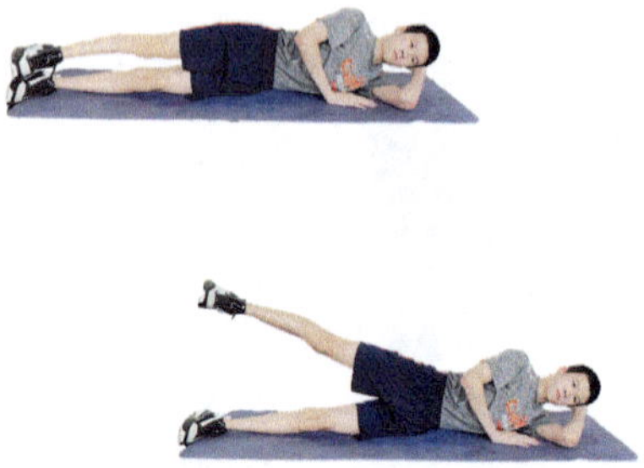	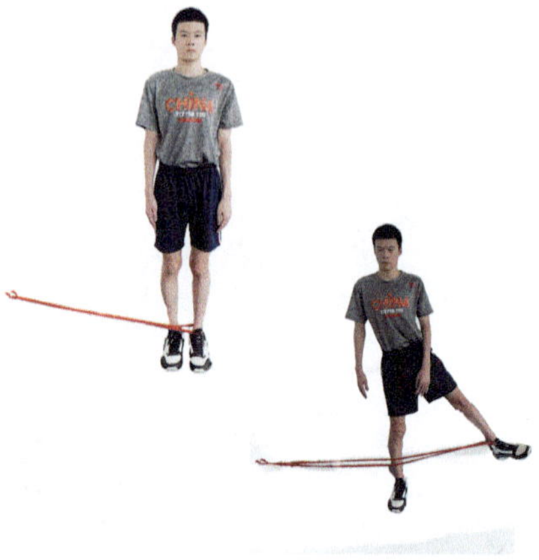
锻炼负荷：动态动作 15 次 /（侧 · 组）；静态动作保持 30 秒 / 组，每个动作到达最大幅度后静止 2 ～ 3 秒，建议做 3 ～ 6 组	

9. 膝关节软组织损伤康复练习方案（表 5-9）

表 5-9　膝关节软组织损伤康复练习方案

膝关节抗阻屈伸	不稳定界面站立
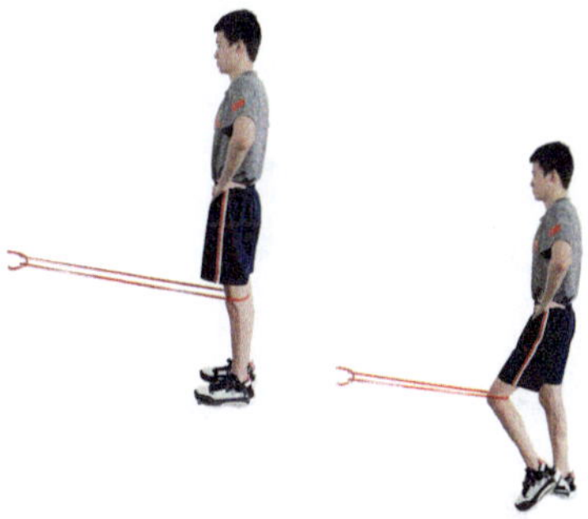	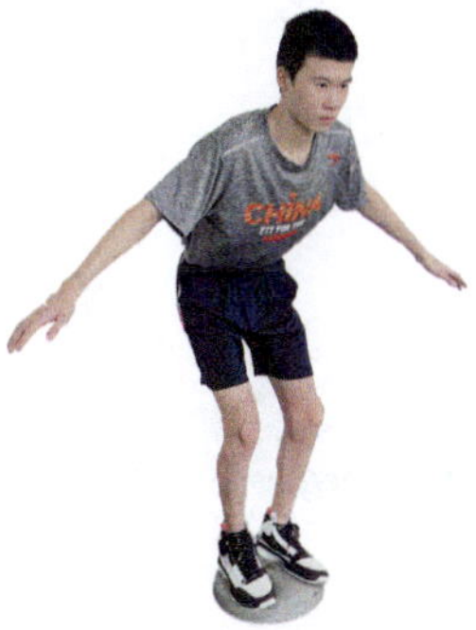
不稳定界面单足站立	燕式平衡
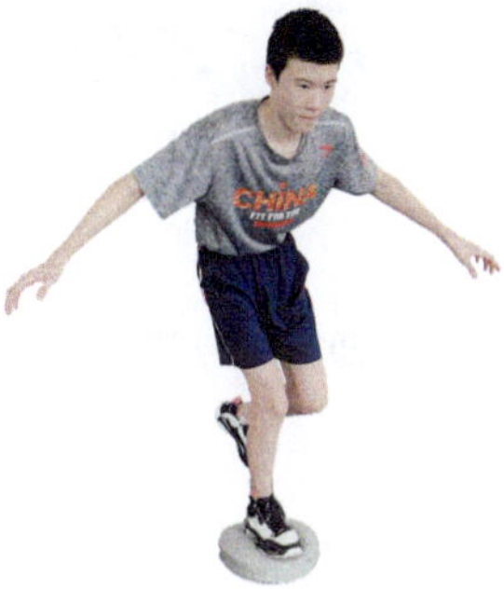	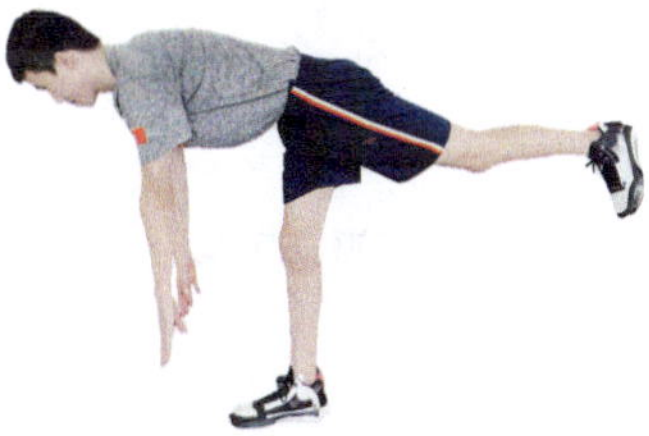
踏板单足蹬地	弓步下蹲
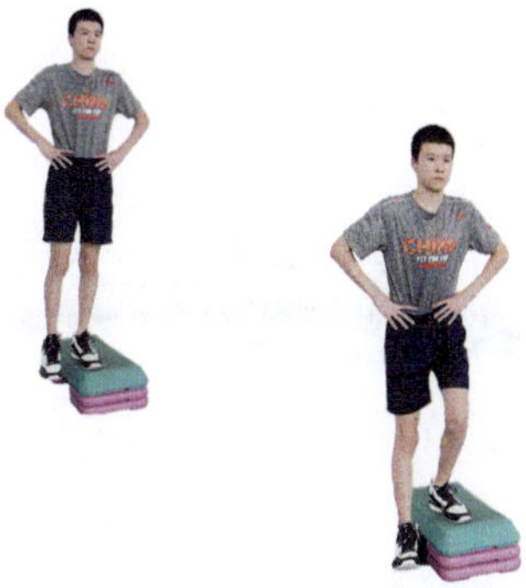	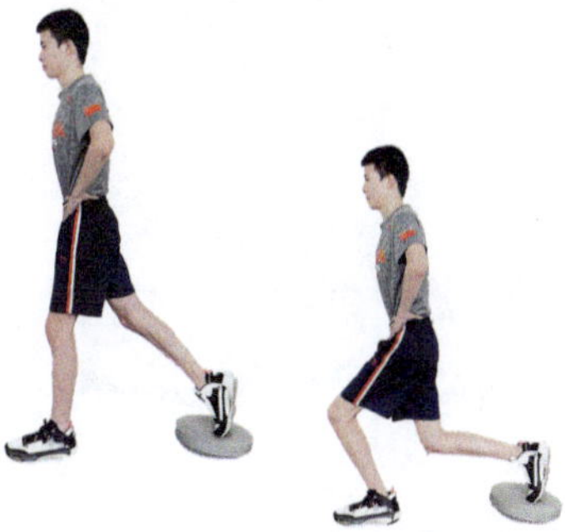
锻炼负荷：15 次 /（侧 · 组），每个动作到达最大幅度后静止 2 ~ 3 秒，建议做 3 ~ 6 组	

10. 膝关节半月板损伤康复练习方案（表 5-10）

表 5-10 膝关节半月板损伤康复练习方案

坐姿膝关节上下	坐姿膝关节屈伸
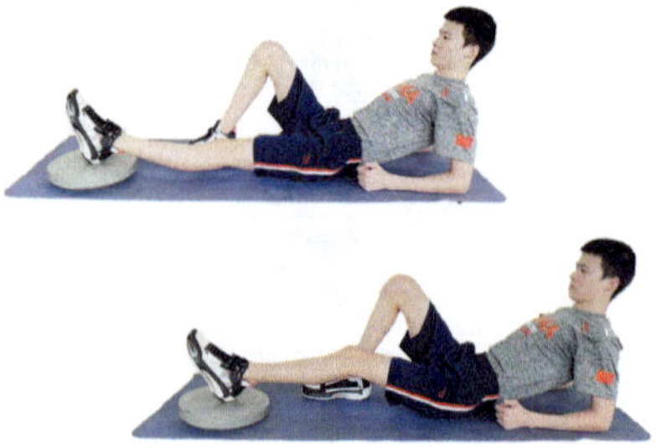	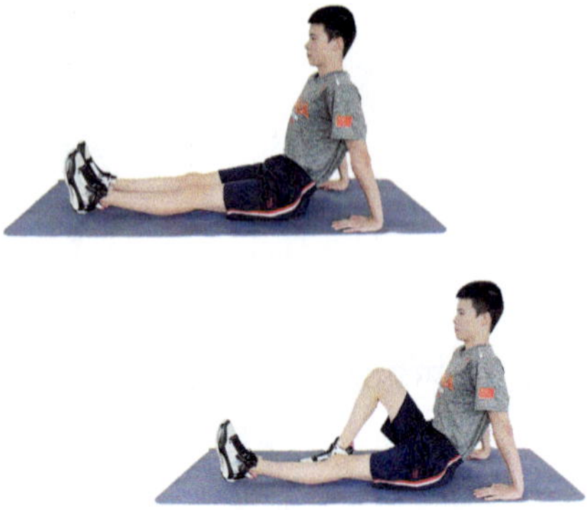
弓步躯干前倾	仰卧剪刀腿
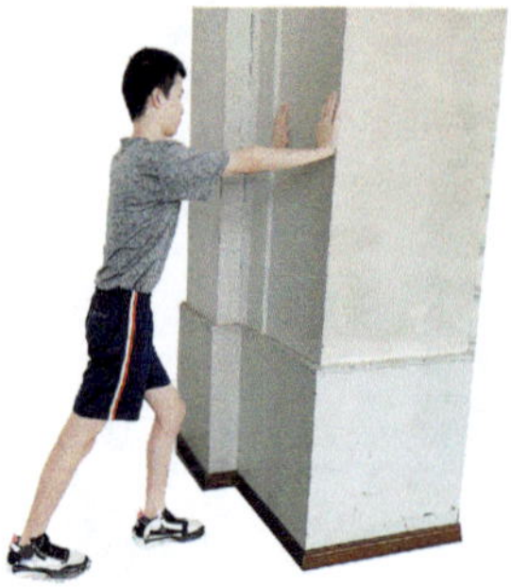	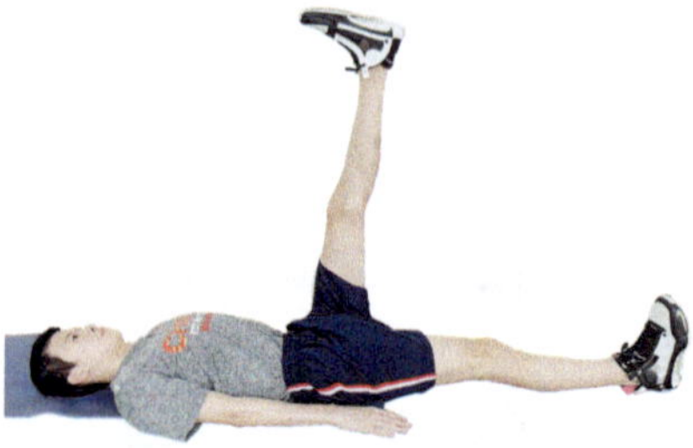

续表

仰卧单腿上下	俯卧抬腿
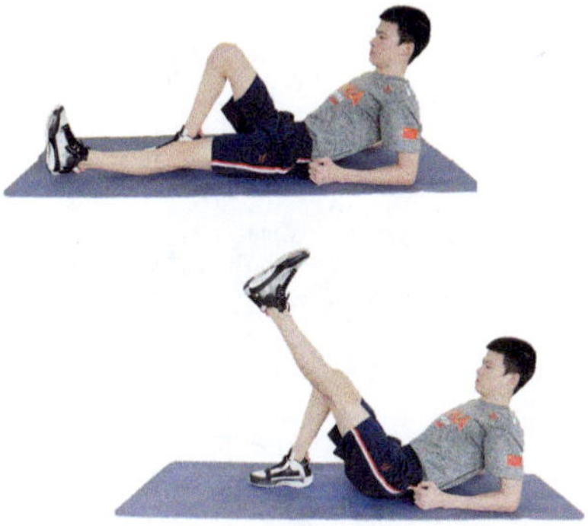	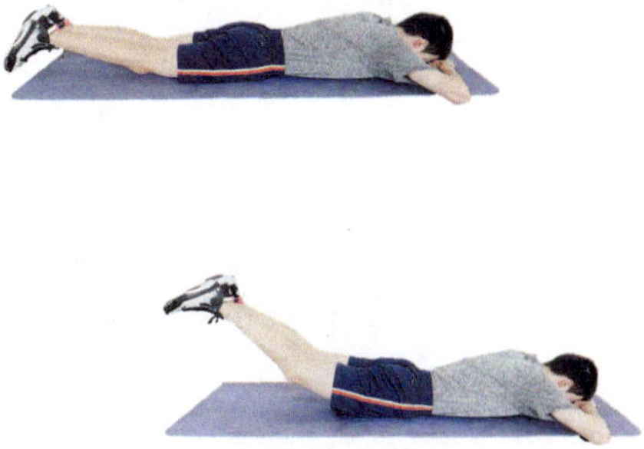
侧卧屈膝展髋	靠瑞士球下蹲
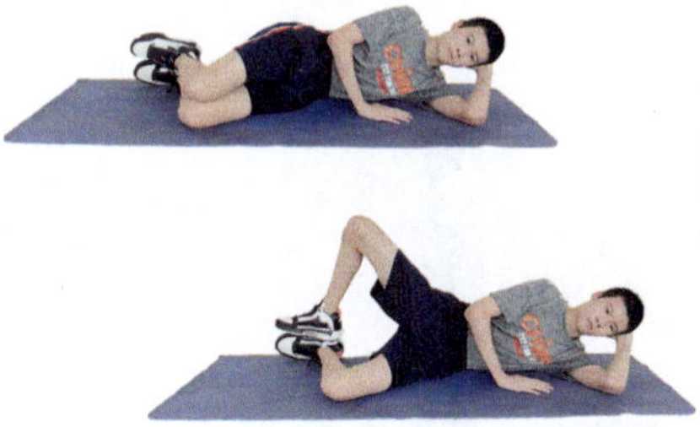	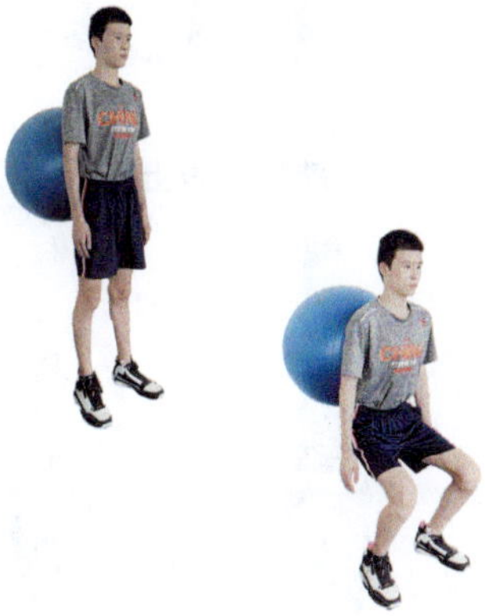
锻炼负荷：15 次 /（侧・组），每个动作到达最大幅度后静止 2 ~ 3 秒，建议做 3 ~ 6 组	

11. 足底筋膜炎康复练习方案（表 5-11）

表 5-11　足底筋膜炎康复练习方案

俯卧抬腿	坐姿勾足
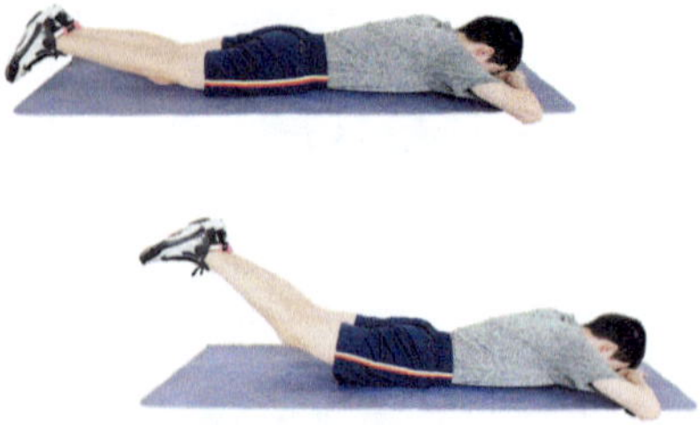	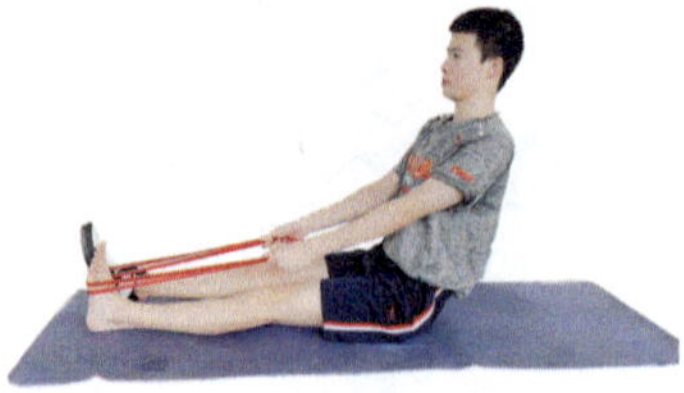
弓步躯干前倾	坐姿 4 字下压
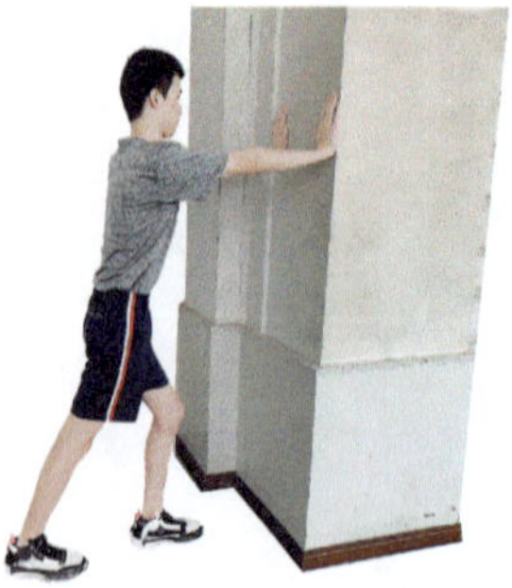	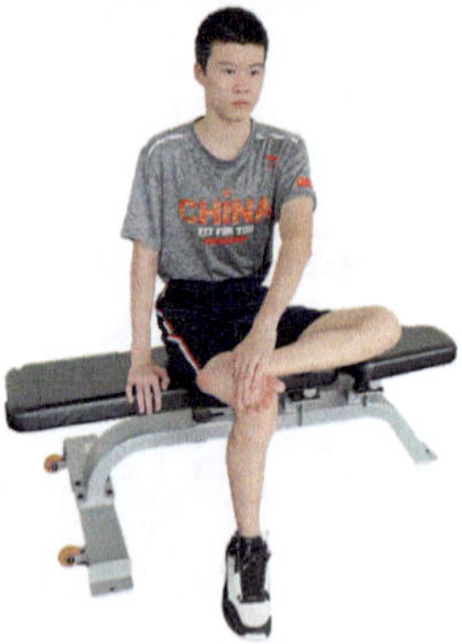
踏板足跟上下	坐姿筋膜球松解
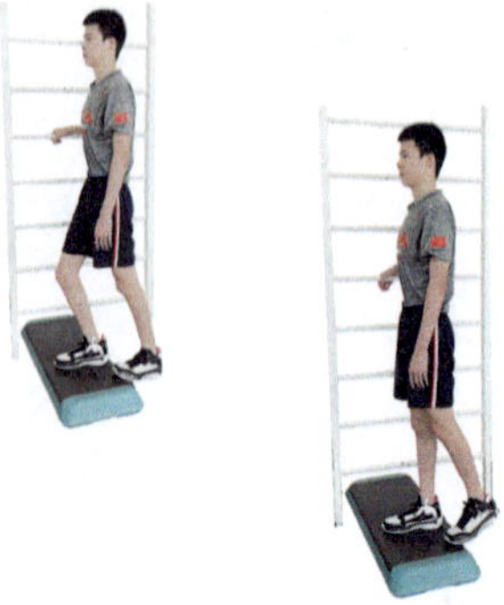	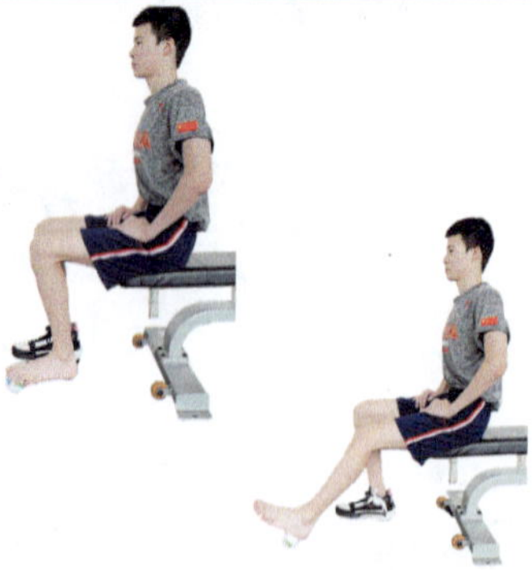
锻炼负荷：15 次 /（侧 · 组），每个动作到达最大幅度后静止 2 ~ 3 秒，建议做 3 ~ 6 组	